感染症社会

アフターコロナの生政治

美馬達哉
tatsuya mima

人文書院

感染症社会　目次

第一章　感染症という妖怪　7
パンデミックと人文知／ゼンメルヴァイスと医療崩壊／孤絶が終わったとき大量死が始まる／二一世紀のコロンブス的交換？／本書の構成（コンスティテューション）

第二章　COVID-19の誕生――パンデミック以前　25
グラウンド・ゼロ武漢、二〇二〇年一月初旬／公式確認前の新型肺炎のようなもの、二〇一九年末／病原体コロナウイルスの起源、ゼロ年代／武漢「封城」と世界への拡大、二〇二〇年一月中旬から下旬／隔離・検疫から国境の強化へ、二〇二〇年二月から三月／COVID-19肺炎パンデミック、二〇二〇年三月一一日

第三章　コロナウイルスは存在する　59
病原体コロナウイルスの発見、二〇二〇年一月二四日／二つの論文を並べ読みする／新型コロナウイルス／アクターとしての新型コロナウイルス／ウイルスの認識論／存在か痕跡か、それが問題だ／不顕性感染

第四章　感染源の図像学――クラスター対策とスーパースプレッダー　95
病気と逸脱／犠牲者非難の二つの形／クラスター対策という犯人捜し／クラスターと三密／ＳＡＲＳの歴史・物語／ＳＡＲＳ拡大とスーパースプレッダー／クラスター対策の起源

第五章　感染までのディスタンス　133
中国封じ込め「成功」とは／非製薬的介入（ＮＰＩ）とは／歴史が教えてくれること／イギリスでの集団免疫論争／ポスト封じ込めのシナリオ／ＮＰＩと生政治／ＮＰＩの条件

第六章　隔離・検疫の哲学と生政治　163
感染症が「近代」をつくる／公衆衛生と社会防衛／生政治と社会的排除／感染症と他者／生政治と人種主義／隔離・検疫の変容と身体情報の生政治／モニタリング監視の未来

第七章　二〇〇九年には喜劇として、二〇二〇年には悲劇として　203
今そこになかった危機、新型インフルエンザ二〇〇九／グローバル生政治のなかでのＷＨＯと中国／パンデミックの政治経済学／感染症はリスクのように構造化されている

エピローグ　感染症映画をみる　223
意味としての感染症／『アンドロメダ…』に始まる／感染症の制圧『アウトブレイク』／米国に侵入したエボラ出血熱／『感染列島』／超リアル感染症映画『コンテイジョン』／ワクチン実用化をめぐる問題／反体制派の言い分／略奪の町と『ザ・クレイジーズ』／『28日後…』と『28週後…』／『ブラインドネス』の疫病／拒否の政治

あとがき　247
参考文献　258
索引　264

感染症社会

第一章　感染症という妖怪

パンデミックと人文知

パンデミック――地球規模の疫病――の時代において、健康と病気に関わる人文知の果たすべき役割は、パンデミックはウイルスなど病原体が人から人にうつることだという「常識」と距離を置くことだと、私は考えている。

歴史的にみれば、病気は病原体によって生じるとする「病原体説」は、ワクチンで知られるルイ・パストゥールとコレラ菌や結核菌の発見で知られるロベルト・コッホの時代だった一九世紀末に確立された歴史の浅い思想だ。そして、その病原体説を基礎にして発展を遂げた生物医学的な知は、新型肺炎COVID-19を引き起こしたコロナウイルスに対する治療薬やワクチンを研究開発するバイオテクノロジーの基礎となった。

だが、医学史の教えるところでは、現在では支配的思想となった病原体説は一九世紀まで少数(1)

派だったという。近代の病原体説の先駆は、一六世紀イタリアのジロラモ・フラカストロによって定式化された「コンタギオ（伝染）」説――人間から人間に何かが感染する――の考え方である。もちろん一六世紀以前にも、ある地域で多数の人びとが一斉によく似た病気に罹り、ときには多数の死者が出る疫病という現象は存在していた。たとえば、紀元前二〇〇〇年頃に遡ることのできる古代メソポタミアのギルガメッシュ叙事詩にも「疫病神」が登場している。

多くの人びとが同時に病に斃れて命を落とす災いを前にしたとき、そこには共通の原因があるはずだと推論することは自然な成り行きだろう。そして、その現象を、疫病神や神の怒りという超自然的な要因にもウイルスなどの病原体にも結び付けないのであれば、過去の人びとは疫病をどのように思考していたのだろうか。

その代表的な考え方が「ミアスマ（瘴気）」説である。近代医学の源流となったギリシャ・ローマ以来の医学では、その地域一帯に淀む汚れた空気（ミアスマ）が原因となって集団的な病気としての疫病が発生すると考えてきた。たしかに、疫病が多くの人びとを同時に襲うとき、集団全体に対していちどきに影響する何かを見いだそうとする方が、個人から個人への伝染の蓄積を想定するより、はるかに納得しやすい。

こうしたミアスマの考え方は、じつは現代の私たちにも大きな影響を残している。

ＣＯＶＩＤ‐19の予防に「三密」を避ける生活習慣の重要性が口うるさく言われている。密接と密集と密閉を避けるという三密は、人間間の距離を離して感染予防する社会距離（ソーシャルディスタンシング）という手法を進めるための日本での標語だ。そのなかの密接と密集は身体間の距離そのもので飛沫感染や接触感染を防ぐ役割があり、密閉を避けるのは空中に長く漂う微細な飛沫でのエアロゾル感染を防ぐためのものだ。だが、歴史的にみれば、換気は、生物医学的な有用性以上に、象徴的な意味合いを帯びている。

ケアの場での新鮮な空気の必要性を強調する考え方の起源は、近代看護の創始者フロレンス・ナイチンゲールにあった。病原体説以前である一九世紀の人であったナイチンゲール自身は、傷病者が詰め込まれた病室の窓を開け放ち、不潔で湿った空気の淀みを部屋から追い出すことが治癒に役立つと考えていた(2)。これはミアスマ説の考え方に基づいている。

三密と並べて見直せば、密接や密集を避ける生活習慣を強制されることがいかにも道徳的で窮屈であるのに比べて、ミアスマ説の唱える「新鮮な空気の大切さ」には密閉性を打ち破る自然な軽やかさがあって趣が異なる（ような気もする……）。

さきほどナイチンゲールの名前を出したのは一例に過ぎない。一九世紀当時のイギリスでは、疫病の医学理論としては、一種のミアスマ説（特殊な「伝染性大気コンスティテューション」が住民全体を襲う疫病の原因であるとする説）とコンタギオ説が共存していた。そのなかで、コレラのパンデミックをきっかけに、ミアスマ（コンスティテューション）説の信奉者たちによって、一九世紀の衛生改革、すなわち上下水道の整備や都市の塵芥処理や換気の奨励が大規模に導入された。こうして実現された生活環境の改善は、病原体が発見される以前に、コレラに限らずさまざまな感染症での死亡率を引き下げることに成功していた。

ミアスマやコンスティテューションが何を指していたのかは、現在からみると曖昧模糊としている(引用に出てくるトマス・シデナムは一七世紀の高名な医師で「イギリスのヒポクラテス」とも呼ばれる)。

シデナムのいう「コンスティテューション」とは自律的な自然ではなく、いくつかの自然的な出来事の総体が、かりそめの結び目のような具合に形成する複合体である。自然的な出来事とはたとえば地質、気候、季節、雨、ひでり、流行病中心地、ききんなど。(中略)「年毎の体質は常に多様であって、その発生は暑さ、寒さ、乾燥、湿気によるものではなく、むしろその土地の内部にある、説明不可能な、隠れた何らかの変化によるものである。」(3)

これは、ミシェル・フーコーの『臨床医学の誕生』のなかでの説明だが、むりやりに現代の考え方を当てはめて解釈すれば、おそらくコンスティテューション(ミアスマ)とは感染拡大に関わる広い意味での社会・環境因子の複合した状況を指していたと思われる。

こうした視点は、COVID-19パンデミックを考える上でも重要だ。一つのウイルスによる世界の均質化というにはあまりに複雑な事態が生じており、感染拡大や死亡率の国家間や地域間での差異の大きさのほうが私たちの目を引く。気候などの環境の要因はもちろん、地域の人間社会や清潔さの文化、政治経済状況など、シデナムの時代に想定されたよりもさらに多様な「コンスティテューション」が影響して、感染症の広がりと重症度の違いを生み出しているのだろう。こうした個別的で複雑な局面状況を、細部に目を配りつつ複雑なままに取り扱うことこそ、現代の人文知の役割ではないだろうか。

そんな視点から本書は、人間対ウイルスという二項対立の短絡的な考え方を相対化し、社会現象としてのパンデミックとコロナウイルスの存在との隙間にあるさまざまなコンスティテューションの軋みに耳を澄ませて、思考を積み重ねることを目指している。

なお、「コンスティテューション」は多義的な言葉で、日本語に翻訳することは困難だ。一般的には、構成と訳され、医学史のなかでは体質や組成との訳語が当てられることが多い。だが、それ以外に政治の領域では、憲法や政体をも意味する（たとえば、日本国憲法は"The Constitution of Japan"）。

本書の導きの糸の一つであるフーコーの生政治（バイオポリティクス）という概念のなかには、このコンスティテューションのもつ多義性が反響している。『臨床医学の誕生』の一三年後、権力を戦略的なものとして捉える独自な理論を練り上げる際に、フーコーは、そうした社会的諸力の絡まりあいを指すために、「ほぼ（引用者註：一七世紀の）医者たちが使っている意味でのコンスティテューションのようなもの、すなわち、力関係、比率のバランスと作用、安定状態にある非対称性、一致する不平等」(4)というイメージをもちだしている。

ゼンメルヴァイスと医療崩壊

これに対して、コンタギオ説を受け継いだ現代版といえるのは生物医学とバイオテクノロジーだ。現在に至るまで、生物医学は、細菌やウイルスに的を絞って病因を追求し、発見された病原体をさまざまなバイオテクノロジーを用いて撲滅することを目指してきた。しかし、人間と病気との関わりには生物医学以外の複雑な要素が絡み合っており、一つの特効薬によってあっという間に雲散霧消するような単純なものではない。

ワクチンや新薬が魔法のようにすべてを解決する劇的な物語は、たしかに魅力的だ。だが、世界から感染症のリスクをゼロにして、病気からの完全な解放を求めることは人類にとって夢物語に過ぎないだろう。「無菌の世界を想定することは危険思想であると同時に愚人の戯言だ(5)」という警句は、細菌学者ルネ・デュボスの言葉だ。

もちろん、デュボスと同じく私も生物医学には限界もあることを指摘したいだけで、その拒否や否定を意図しているわけではない。ここで、疫病ではないものの、頑迷なミアスマ説を打ち破ったコンタギオ説が人びとの生命を救ったケースも医学史から紹介しておこう。

それは、ハンガリー出身の産科医イグナーツ・ゼンメルヴァイスによる産褥熱の予防法の開発である(6)。近代医学から見れば、産褥熱は連鎖球菌などによって起きる、分娩直後の産褥期の女性の感染症だ。高熱が続き、病原菌が全身に回ると一週間前後で敗血症によって死亡するという恐ろしい病気だ。現在であれば抗生物質で治療可能だが、一九世紀当時にはいったん発症すれば見守る以外に治療法はなかった。

ゼンメルヴァイスは一八一八年、現在のブダペストに生まれ、一八四六年からウィーン総合病院の二つある産科棟の一方（第一産科棟）に勤務していた。そこで彼は、若い妊婦が産後に次々と産褥熱で死亡していることに気づいた。しかも、二つの産科棟のうち、彼自身を含めた産科医の管理する第一産科棟では、女性助産師だけの第二産科棟よりはるかに高率で産褥熱による死亡が報告されていたという（一〇％対三％）。彼は、産科医や医学生が産褥熱で死亡した女性の死体解剖後に、手に付いた死体片（有機物）を取らずに分娩介助をすることが、産褥熱を拡大させているのだと考えついた。そこで、彼は産科棟の管理医に昇進したとき、さらし粉（塩素系消毒剤）溶液を用いての手洗いの励行をさせ、結果として（こんにちでいう）消毒効果を得て、産褥熱を激減させたのだ（一％）。

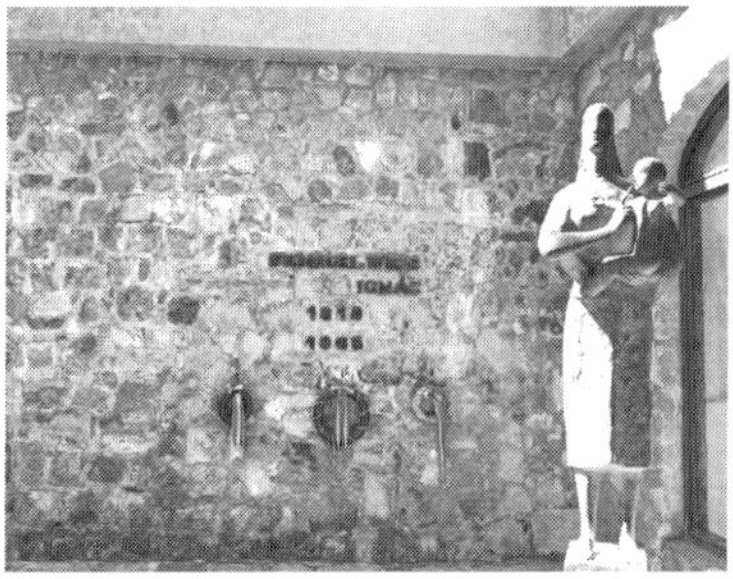

図 1-1　ブダペストにあるゼンメルヴァイス医学歴史博物館の壁には彼の遺灰が納められている（著者撮影）。

手洗いと消毒法による病気予防の先駆者とみなされ、「母親たちの救い主」（図１－１）として現在では知られるゼンメルヴァイスは、ミアスマ説が主流だった当時の医学界にまったく受け入れられなかった。彼は、面倒な手洗いを周囲に強制する狂信者と見なされ、他の産科医や医学界の重鎮に批判されて職を追われ、ウィーンを離れてハンガリーのペスト大学（現在のゼンメルヴァイス大学）に移る。頑迷な医学界からの迫害に絶望した彼は、精神に障害をきたし、手術中のメスでできた小さな傷の化膿がもとになった敗血症で、一八六五年に四七歳の生涯を終える。死後、病原菌の発見とともに病原体説が確立されて初めて、ゼンメルヴァイスの業績は正当に評価されるようになった。

とはいえ、ここには、消毒法による病原菌の死滅という生物医学の勝利の物語だけがあるのではない。さまざまな水準での（フーコー的意味での）コンスティテューションを読み取ることができる。

たとえば、その一つは、客観的事実の正しさだけでは科学者も含めて人びとの信念や行動を変容させることは困難で、医療実践を変化させて感染症を減らすことはできない、という点だ。科学技術社会論で繰り返し論じられてきたとおり、観察された事実を受容する理論やパラダイムなどの認知の枠組みの変化とそれに伴う説明理論の入れ替わりが、事実そのものよりも重要であり得る。消毒法が社会に受け入れられたのは、感染予防に有効だったからというより、病原体説という思想がコンスティテューションのなかで支配的になったからだ。

結果として、ゼンメルヴァイスは、男性医師の不潔な手からの院内感染で女性たちが死んでいる事実を暴露してしまった。同僚たちから執拗な敵意が彼に向けられた原因は、理論的立場の違いだけではなく、医師たちの罪を告発した点にもあっただろう。

このゼンメルヴァイスの物語において、COVID－19との関連で興味深いのは「院内感染」

がどのようにイメージされるか、という点である。ここでの避けられるべき「悪」としての院内感染のイメージは、医療従事者から患者への感染である。したがって、「害を為すなかれ」という医療倫理の基本原則どおり、医療従事者がもっているかもしれない病原体から、傷つき体力の弱っている患者を守るために衛生を徹底することが目指されることになる。たとえば、現在のサージカル・マスクは、外科医の唾液の飛沫から手術中の患者を守るためのものだった。

こうしたイメージに基づく院内感染対策は、現在の私たちにも理解しやすい。生活習慣病などの慢性的な疾患（心臓病や脳卒中やがん）が中心となる高齢社会となった先進諸国において、高齢だったり慢性疾患を抱えていたりする患者を院内感染から守ることに力点を置くことは正当だからだ。だが、高齢社会と慢性疾患に適応した病院のシステムは、急性でしかも感染力の高い病気に対しては脆弱になり得る。

COVID-19のパンデミックが明らかにしたのは、患者から医療従事者への感染という、従来のイメージとは逆向きの院内感染の脅威の大きさだった。医療従事者が次々と感染し、人員不足で病院の機能全体が低下したり、そこから患者への院内感染が生じたり、といった事態がアウトブレイクに襲われたイタリアやスペインでは生じていた。高度な医療を提供できる大病院に、重症の患者が運び込まれ、そこからの院内感染によって、病院そのものが機能しなくなるという事態だ。これは、COVID-19以前にも同様のコロナウイルス感染症だったSARS（重症急性呼吸器症候群）のときにも起きていたことだ。アフターコロナの医療は、救急医療のあり方や院内感染の対策という面で大きく変化するし、変化しなければならない。

ここで時間軸を長くとって、ゼンメルヴァイスのいた時代を俯瞰的に眺めてみよう。そうするとわかるのは、男性の産科医が出産をコントロールする以前、女性の産婆が出産を補助していた時代には出産時に母子が事故にあうことはあったかもしれないが、産褥熱は少なかったことだ。つまり、病者を扱うことを仕事として死体を病理学的に解剖する男性医師たちの世界と、健康な女たちの子産みという生活世界の出会いが、産褥熱の増大を生み出したともいえる。こうした過程は、男性の支配する近代医学が自分で問題を生み出して自分で解決してみせるマッチポンプで、女たちの子産みを男性支配のもとにおく家父長制のシステムの一部といえなくもない。

孤絶が終わったとき大量死が始まる

とはいえ、ここで着目したいのは、病死体の解剖を扱う医師に象徴される近代社会と健康な産婦と産婆に象徴される伝統社会という二つの世界の接触が病気の拡大を生み出したところだ。さらに、俯瞰図の時間軸を長くするだけではなく、空間的にも拡げてみよう。

疫病による大量死は世界史のターニングポイントとなり得る。いわゆる「処女地病」、つまり、いままでその病原菌に曝されたことのなかった人びとの間に、新しい病原体が入り込むと病気が急速に広がり、社会全体に破壊的な影響を及ぼす疫病となる、という現象だ。このことは、ジャレド・ダイアモンドのベストセラー『銃・病原菌・鉄』でよく知られるようになった。

天然痘をはじめとしてインフルエンザ、チフス、腺ペスト、その他の伝染病によって、ヨーロッパ人が侵略した大陸の先住民の多くが死んでいるのだ。たとえば、アステカ帝国は一五二〇年のスペイン軍の最初の侵攻には耐えているが、その後に流行した天然痘によって徹底的に打ちのめされた。(中略)ヨーロッパからの移住者たちが持ち込んだ疫病は、彼らが移住地域を拡大するよりも速い速度で南北アメリカ大陸の先住民部族のあいだに広まり、コロンブスの大陸発見以前の人口の九五パーセントを葬り去ってしまった。[7]

これを一般原理としていいなおせば、「孤絶が終わったとき大量死が始まる」[8]という歴史家アルフレッド・W・クロスビーの言葉になるだろう。クロスビーは、これを、ヨーロッパ人が大航海をするようになって以来始まった旧大陸と新大陸の間での生態学的な交流と位置づけている。人間と共に新旧大陸間ではさまざまな生命が行き来するようになった。病原体などの微生物はもちろん、害虫などの昆虫類、雑草や野菜を含めた植物、家畜も野生も含めた動物などの行き来は、クロスビーが「コロンブス的交換」と名付けたプロセスだ。ただし、交換といっても、圧倒的に旧大陸に有利な不平等交換だったといえるのだが。彼自身は、二つの生態系の出会いは一般的には生物多様性を豊かにするが、「人間がときに何気なく、ときに意図的で、多くは野蛮なやりかたで新旧大陸を変化させた」[9]ために、不平等が生じたと示唆している。

二一世紀のコロンブス的交換?

遺伝子研究からみる限り、COVID‐19は新しく発生したウイルスによるもので、人類の誰にとっても「処女地病」だったはずだ。だが、二〇二〇年五月現在では、発祥地の中国および周囲の東アジア諸国とヨーロッパや米国の間で、病気の社会的インパクトに大きな違いがあるように見える。そうした差異が、新たな二一世紀のコロンブス的交換の先触れであるのか、それとも時間と共に平準化されていく偶然的な時間差なのか、第二波が来るのかどうかも含めて、生態学的な長い時間軸でアフターコロナを捉えていく必要がありそうだ。二〇二〇年五月現在では、病気の発生地周辺の東アジアでの被害が比較的少ないことは、類似したコロナウイルス感染症がすでに局地的に存在しており、COVID‐19に対する自然免疫が成立していたことを示唆しているかも知れない。

分離されていた二つの世界の接触と混合が新しい病気を生み出すという原理は、二つの人間集団のあいだでだけ起きることとは限らない。COVID‐19も含めて、人間の病気とりわけ社会のなかで集団的な感染を引き起こす病気の多くは、群れとしての人間と群れとして集団生活する動物との接触から生じた(人獣共通感染症(ズーノーシス))。ここで、さらに時間スケールを有史以前にまで遡ろう。

たとえば、人間の麻疹ウイルスは牛に感染せず、牛の牛疫ウイルスは人間に感染しないが、その二つは遺伝子的に近い種類に属する(犬のジステンパーのウイルスも同じ種類)。一万年前に野生の原牛が家畜化されたときには、人間と牛の共通に感染するウイルスだったのが、西暦一〇〇〇年頃に麻疹と牛疫に分かれたと考えられている。(10)

また、天然痘と同じ種類のウイルスである牛痘のウイルスは人間にも感染するが、その症状は天然痘よりも軽い。そして、牛痘に罹った人びとは天然痘への免疫をも獲得し、それ以降に天然痘に罹ることはない。この事実から、一八世紀末の医師エドワード・ジェンナーが天然痘の予防接種である種痘を発案したことは医学史ではよく知られている。

結核も同様に牛と人間の間で共通性があり、BCGワクチンは牛結核菌の弱毒株から作られている。これらの病気は、家畜としての牛と人間とが密接に触れ合い始めた時代に、共通の感染症の病原体から進化してきたと考えられる。

インフルエンザのウイルスは、人間のなかで流行するだけではなく、家禽や野鳥の感染症である鳥インフルエンザや、豚インフルエンザとしても存在している。これも家畜と人間の共生と関連している病気だ。また、鳥や豚のインフルエンザから突然変異して人間に感染し、さらに人間間でも感染するようになった「新型インフルエンザ」が現われれば、処女地病として社会に甚大な被害を与える可能性があると考えられている。じっさい、二〇世紀初めのスペイン・インフルエンザは鳥インフルエンザから突然変異して出現したものだった。(11)

これらの旧大陸では古くから存在している、ありふれた感染症は、歴史家ウィリアム・H・マクニールが指摘したように、人間と動物の接触が増大したこと（家畜の発明）から発生し、人間の群れの増大としての都市化（都市文明）によって疫病となった「文明特有の病気」[12]である。

これに対して、帝国主義からグローバリゼーションに継続していく、二〇世紀以降での人間の社会的交通の増大は、家畜化とは違うタイプの人間と動物との接触をもたらしたようだ。その一例は二〇世紀末に出現したエイズとその病原体HIVである。二〇世紀初頭にヨーロッパの植民地となっていたアフリカ中央部で、チンパンジーのサル免疫不全ウイルスの突然変異から発生し、狩猟者などから人間に広がったと考えられている。[13]また、一九七〇年代に中央アフリカで確認され、高い死亡率で恐れられ、局地的流行を繰り返しているエボラ出血熱は、コウモリと人間の（あるいは別の動物を介しての）接触から発生したようだが詳細はわかっていない。[14]

そして、COVID-19だ。人間の鼻風邪の一部の病原ウイルスは、コウモリのウイルスと同じ種類のコロナウイルスに属している。鼻風邪を生み出したコウモリと人間の直接間接の接触がどのようなものであったかはわからないが遠い過去のことだろう。すでに二つの系列のウイルスは大きく異なっており、通常はコウモリのコロナウイルスは人間には感染しない。それが突然変異によって、中国の南部で、コウモリのウイルスが、人間から人間に感染する新しい感染症となったのが、二〇〇三年のSARSであり、二〇二〇年のCOVID-19だ。SARSの場合はコウモリと人間の間にあるワンステップとして（食用にされた）ハクビシンを経由していたが、COVID-19ではコウモリから人間にウイルスが広がった経緯ははっきりしない。一九八〇年代に改革開放へ向かった中国がグローバル経済に組み込まれ、人や物の交流が増大したことが、

ＳＡＲＳやＣＯＶＩＤ－19の急速な世界への拡大の背景にある。

二一世紀的なパンデミックの特徴と思われる性質はいくつか見え始めている。一つは、面としての地域での拡大だけでなく、グローバル都市という点と点を航空機でつなぐ感染拡大がおきることだ。もう一つは、ＳＡＲＳやＣＯＶＩＤ－19の場合の爆発的な院内感染や、不潔な注射針や血液製剤による二〇世紀末でのＨＩＶの感染拡大など、人間の身体に介入する医療技術を媒介として感染拡大が激化する場合がみられることだ。

ウイルス対人間という単純な図式を超えたコンスティテューションを理解することは、これからの私たちの課題になるだろう。

本書の構成（コンスティテューション）

第一章では、時空間スケールを大きくとって文明論風に、生物医学とは異なる視点から感染症と人間についてまとめた。読者は、ＣＯＶＩＤ－19という「モンスター」を理解するための基本的枠組みを学ぶだろう。

第二章では、年代記風に、ＣＯＶＩＤ－19がパンデミックになる前の幼年期、局地的な疫病に過ぎなかった時代をまとめている。読者は、誰かとの距離が近づくとき、その人が健康かどうかを毎回値踏みする必要のなかった時代のことを懐かしく思うだろう。

第三章では、存在論的転回風に、コロナウイルスを主人公として、このウイルスについて知られている生物医学的な事実をまとめている。読者は、最近の科学人類学のレトリックを気持ち悪く思いつつも、ウイルス学についての基礎知識を学ぶだろう。

第四章では、医療社会学風に、ときに病者が罪人として非難されることを、さまざまな事例をあげてまとめている。読者は、病者を追いかけ回して責め立てる奇妙な、かつ現代にも続く風習について学び、病気と犯罪の区別に自信がもてなくなるだろう。

第五章では、社会距離（ソーシャルディスタンシング）の包括的解説風に、その意義と限界をまとめている。読者は、人間の努力の限界を学び、「日の下で人が労するすべての労苦は、その身になんの益があるか」という気持ちになるだろう。

第六章では、ミシェル・フーコー入門風に、その限界や彼が言ってもいないことまで系統的にまとめている。読者は、その明快過ぎる整理をきっかけに、フーコー自身の書物を手にとって学ぼうとするだろう。

第七章では、リスク論風に、二〇〇九年の新型インフルエンザとCOVID-19を比較しつつまとめている。読者は、これからの「コロナウイルス・キャピタリズム[15]」に対して、多少は準備できることだろう。

エピローグとしては、感染症を描いたさまざまな映画をまとめている。読者は、ネタバレを避ける配慮に感謝しつつ、想像力と現実のどちらがより信じがたいかを頭のなかで比べてみることだろう。

以上のような本書の目当てを集約する文章として、二〇〇三年のＳＡＲＳのアウトブレイクのときに書き付けた一節[16]を、病名だけを差し替えて再録しておくことにする。読者がどう思うかはわからないが、私としては、この言挙げから一七年掛かりでも多くは進んでいないことに恥じ入っている。

もし、ＣＯＶＩＤ‐19が諸国民の間を徘徊して恐怖をかき立てる妖怪なのだとすれば、〈感染症〉とは何よりも政治学の対象であって、医学と生物学の対象ではない。それは、チェルノブイリ原発、地球温暖化、エイズ、金融不安、テロ・ネットワークなど、次々に出没しては人びとの脳髄を恐怖によって押さえつけて支配するスペクタクルの歴史にこそ位置づけられるべきものなのであり、医学史や環境史の一頁ではないのだ。したがって、ＣＯＶＩＤ‐19に代表される〈感染症〉が、国際社会によって対処されるべき一つのスペクタクルとして認められているいまこそ、病原体をめぐる生物医学的（バイオメディカル）言説に対して、〈感染症〉の生政治学的（バイオポリティカル）分析を対置する絶好のチャンスだともいえるだろう。

注

（1）川喜多、一九七七、上巻一八二‐一九〇頁

（2）スモール、二〇〇三
（3）フーコー、一九六九、四三頁。訳文は文脈に合わせて一部変更した。
（4）フーコー、二〇〇七、一九二頁
（5）デュポス、一九七七
（6）川喜多、一九七七、下巻六三四－六三八頁
（7）ダイアモンド、二〇一二、上巻一四一頁
（8）クロスビー、二〇一七、三一六頁
（9）Crosby, 2003, p.219
（10）マクヴェティ、二〇二〇、一六頁
（11）デイヴィス、二〇〇七
（12）マクニール、一九八五、五四頁
（13）ペパン、二〇一一
（14）ギャレット、二〇〇三、上巻一〇九－一一六頁
（15）ナオミ・クラインの造語である（“Coronavirus Capitalism”: Naomi Klein's Case for Transformative Change Amid Coronavirus Pandemic (Democracy NOW! 19th March 2020)）。https://www.democracynow.org/2020/3/19/naomi_klein_coronavirus_capitalism
（16）美馬、二〇〇七、一一一－一一三頁

第二章　ＣＯＶＩＤ－19の誕生——パンデミック以前

グラウンド・ゼロ武漢、二〇二〇年一月初旬

現在の新型コロナウイルス感染症（ＣＯＶＩＤ－19）が、新しい「原因不明の肺炎」として武漢で正式に発見されたのは、二〇一九年一二月三一日である。

武漢市は、中国のちょうど真ん中あたりに位置しており、人口一千万を有する工業都市だ。湖北省の省都で、長江と漢江の合流点に面する交通の要衝でもある。もともと、漢陽、漢口、武昌の三都市だったのが合併してできた。ちなみに、歴史的には、一九世紀後半から二〇世紀初頭の漢口は開港地で、西洋列強や日本の租界があったことでも知られる。

二〇一九年の大晦日、中国政府は湖北省武漢の華南海鮮市場で、原因不明の肺炎が多発していることを世界保健機構（ＷＨＯ）に報告した。その時点での確認された患者数は二七名で、そのうち七名は重症という内容だった。

医師として考えれば、持病のある人や高齢者については、肺炎を発症することそのものは珍しいことではない。とりわけ、超高齢社会となっている日本では、冬になると呼吸器科の病棟が肺炎患者で一杯になることはよくあることだ。だが、この新型肺炎の発生のパターンは、それとは異なっていた。

現地の医師や公衆衛生関係者が注目したのは普通なら肺炎にはかからない健康で比較的に若い人びとの間での「集団発生」という点だ。つまり同じような肺炎が、一つの場所（華南海鮮市場の周辺）で、同じ一つの時期（一二月末）に集中して、集団（クラスター）で発生したところが、アウトブレイク（感染爆発）のリスクありとして判断されたわけだ。

最初の重症者四一名の入院患者での臨床症状や経過を検討した研究（ウイルス検査でコロナウイルスによる肺炎と確実に診断されている）をみると平均年齢は四九歳で、身体の抵抗力の落ちている高齢者の罹る肺炎とは異なっているとわかる。[1] と今になって言えば簡単そうだが、新型ということは、どのような症状を示すのか最初はわかっていないのだから、新型肺炎を「新型」と正しく見抜くことは難しく、豊富な医学知識と永年の臨床経験の必要なアートである。

この通報を受けたＷＨＯは、中国オフィスに状況を確認させた上で、翌年一月五日に「原因不明の肺炎――中国」という警告のニュースを世界に配信した。一月三日時点での確認された肺炎患者数は四四名で、うち一一名は重症だという内容であった。[2]

だが、病気の歴史において、こうした「公式確認」の裏には、必ずと言っていいほど前史が存在するものだ。
それは、このＣＯＶＩＤ－19もまた例外ではない。

公式確認前の新型肺炎のようなもの、二〇一九年末

さきほども引用した最初の重症者四一名を検討した論文をみると、一二月一日にはすでに呼吸器の症状の出始めた患者が存在しているとわかる。[3] また、患者のなかで華南海鮮市場に行ったことがあると答えたのは四一名のうち二七名に過ぎないので、発生源とされている市場以外にも肺炎の病原体が二〇一九年末時点ですでに拡がっていることも読み取れる。さらに、サウスチャイナ・モーニング・ポストの報道（三月一三日付）によれば、さらに二週間さかのぼって一一月一七日が最初の患者の報告だという。[4] こういう事情から推測できるとおり、公式確認の前から、今までにない奇妙な肺炎が発生していることに気づいていた鋭い医療関係者は少なくなかったようだ。

公式確認以前のＣＯＶＩＤ－19について、よく知られているのは李文亮《リー・ウェンリアン》医師の悲劇的な物語だ。[5]

一二月三〇日午後五時四三分、三〇歳代の眼科医である李は、中国のＬＩＮＥのような「微信（ウィーチャット）」で、医学校の同窓生グループに向けて「華南海鮮市場で七名のＳＡＲＳが確認された」と発信した。[6] そのとき、患者のＣＴスキャン画像やカルテの一部も投稿している。患

者情報の漏洩は中国でも日本でも許されないことだが、医師である同窓生だけのクローズドなグループチャットということで気が緩んだのだろう。

私も、京都大学医学部の同窓生でのフェイスブックページやメーリングリストがあって、ときには気にかかったことを書き込んだり、自分の専門分野以外の医学質問を投げたり、活用させてもらっている。だが、いうまでもなく、患者の個人情報や診療記録を不用意に共有したりすることはあり得ない、念のため。

李医師の投稿内容は「家族共々気をつけよう」という内容で、中国政府の嘘を暴いて内部告発しようという勇ましい気持ちではなく、危険な肺炎がはやっているから、同じ医療関係者同士みんな注意して診察に当たろう、とのつもりだったようだ。

だが、ＳＡＲＳ発生という臨床現場からの報告は深刻に受け止められ、彼の発信内容のスクリーンショットが拡散してしまう。そして、一月三日には、それを察知した政府当局は彼の行動を重大視し、彼は公安局の派出所に呼び出されて、インターネット上にデマを流したことで訓戒処分を受ける。

さて、実は李医師が新型肺炎発生を同窓生グループチャットで話題にする以前から、同じような内容のＳＡＲＳとよく似た重症の新型肺炎が発生しているとの噂は武漢のネット空間には出回っており、その前の一月一日に八名が同様の処分を受けていたらしい。

眼科の診療を続けていた彼は、診察していた患者から新型肺炎に感染し、一月一〇日から咳などの呼吸器症状が出始める。そして、二月七日には、新型肺炎COVID－19によって命を落とした。

その日のCOVID－19の状況は、患者数は約三万一千名で死亡者は六三八名、感染者のほとんどは中国内で、死者も一人を除けば全員中国内だった(7)。彼はそのうちの一人ということになる。

こうして、李医師は最初に中国政府に抗して新型肺炎発生という真実を世界に知らせる声を上げたヒーローと見なされるようになったわけだ。あるインタビューで彼が発言したとされる「健全な社会には複数の声があるべきだ」という言葉は、独裁による言論弾圧への批判として流布している。ただ、事実経過をたどってみるに、たしかに彼はCOVID－19が蔓延する武漢で命を落とすまで診療を続けた職業的責任感と使命感をもった医師という点ではヒーローだが、内部告発者（ホイッスル・ブロワー）としての意図があったかどうかは疑わしい。また、そもそも、彼は眼科医なので、臨床の第一線に立って肺炎そのものを対象として診療することはない。あくまで、眼科診療のなかでたまたま感染しただけだ。

パンデミックという「感染症の物語」のなかで、人びとは悲劇的なヒーローの存在を求めがちだ。それは、ドラマチックなできごとを望む人間の心理として不思議ではない。ただし、たんに正直に真実を話した者がヒーローとなる社会は、不正直の支配する不幸な社会であるとは言える。

なお、三月一九日に李医師への訓戒処分は撤回され、彼を派出所に呼び出した警官は処分されたという。だが、こうした情報統制に関わる決断の責任が現場の警官にあるとはとうてい考えられないから、これは上層部の責任逃れと部下への責任転嫁であることは明らかだ。

その後、李医師によって拡散された画像などのデータは元々、武漢市中心病院南京路分院の救急部の艾芬《アイ・フェン》医師が出所であることが明らかとなった。(8) 彼女へのインタビューによれば、一二月一六日に運び込まれた肺炎患者の検査で二二日にはSARSと同種のコロナウイルスが原因であると判明していたという。

病原体コロナウイルスの起源、ゼロ年代

そして、もう一つの前史の主人公となるのは人間ではなくコロナウイルスだ。(9) この新型肺炎の原因となるコロナウイルス——正式名称 SARS-CoV-2——は二〇一九年一二月以前にはどこにいたのだろうか。

米国や中国の生物兵器だという陰謀論もあるが、ほとんどのウイルス学者は、このコロナウイルスは動物由来と考えている。そして、SARS-CoV-2 そのものは新型肺炎が発生するまで存在しておらず、よく似た別のコロナウイルスから突然変異によって新しく出現したウイルスであるとも考えている。

コロナウイルスそのものは人間に病気を引き起こす病原体としては珍しくはない。いわゆる「風邪」、とくに鼻風邪のなかのかなりの割合を占めている。だが、SARS-CoV-2 の遺伝子パターンは、人間にとって顔なじみの鼻風邪のコロナウイルスとは異なっており、むしろコウモリに感

染するタイプのコロナウイルスに近い、とわかっている[10]。

人間やコウモリ以外にも、ネズミ、ニワトリ、ブタ、タヌキ、ハクビシン、ヘビなど、コロナウイルスの仲間は、さまざまな動物に広がっている。

ウイルスを持った動物と人間の接触をきっかけとして、動物由来コロナウイルスの突然変異による感染症が人間にとって未経験の新興感染症として登場したようだ。さらに、動物から人間に感染するだけではなく、人間から人間に感染するようにウイルスが突然変異すれば、新規な感染症であるため、診断法も治療法も確立しておらず、さらに誰も免疫を持っていないので、想定外のアウトブレイクのリスクが生じるわけだ。こうした動物と人間の共通の感染症は、「人獣共通感染症（ズーノーシス）」と呼ばれて、人類の健康にどういう影響を与えるかが感染症や公衆衛生の領域で注目されているものだ[11]。

ズーノーシスに分類される病気にはさまざまなタイプのものが含まれている。人間から人間には感染することはなく、動物から人間に感染するものも数多く知られている。ペットなどから感染する狂犬病（有名だが日本ではほぼ見られない）、オウム病、ネコひっかき病などだ。人間から人間に感染するようになれば、ズーノーシスによるアウトブレイクが起きることもある。コロナウイルス以外でも、中央アフリカと西アフリカでの流行がなかなか収まらないエボラ出血熱（もとはコウモリのウイルスとされる）も、ブタからの新型インフルエンザや鳥インフルエンザも、ズーノーシスからの新興感染症の例だ。

コロナウイルスによる肺炎が世界的に問題視されたのは、ＣＯＶＩＤ－19で三回目だ。二〇〇二年末から翌年三月まで、中国南部から発生してアウトブレイクを引き起こし、世界で八〇〇〇人以上が感染してその一〇％の生命を奪ったＳＡＲＳは、もともとキクガシラコウモリに感染するコロナウイルスだった。それが、ハクビシンを経て人間に感染したとされる。

また、二〇一二年からサウジアラビアなどで流行の続いている「ＭＥＲＳ（中東呼吸器症候群）」もコロナウイルス感染症で、二〇一九年末で累計二〇〇〇人以上の感染者数に達しており、その死亡率は三割を超えている。これはヒトコブラクダからのズーノーシスだ。

今回のコロナウイルスSARS-CoV-2は、かつてのＳＡＲＳのウイルス（SARS-CoV）とも似ているが同じではない。遺伝子の分析によると、ＳＡＲＳのウイルスから突然変異したのではないとされる。コウモリに感染するコロナウイルスの別のタイプのものから、人間から人間に感染するように突然変異したようだ[12]。

では、どうやってコロナウイルスが、種から種を渡り歩いて感染を広げていくことができたのか。

その理由ないし背景の一つが、中国における「野味の時代」の存在だ。

一九九〇年代に「社会主義市場経済」を肯定した中国は大きな経済発展を遂げる。そのなかで、さまざまな贅沢品や嗜好品に対する消費も量・種類ともに爆発的に拡大した。その高度経済成長のなかで急拡大したのが野生動物を食べるという習慣だ。華南地域は食に対する好奇心が旺盛で、さらに野生動物を食べることは滋養強壮によいとも考えられている。とりわけ、皮肉なことにハクビシンは免疫力を向上させる食材として人気が高かったという。それが「野味」だ。旺盛な需要を背景に、食用の野生動物を組織的に扱う市場が次々と生まれた。

そのため、コウモリやハクビシンはもとより、インドやバングラデシュのサル、タイやラオスからのトカゲやヘビ、ミャンマーからのイヌ、ベトナムやインドネシアの野鳥、チベットのジャコウウシなどさまざまな野生動物が生きたまま売り買いされる。しかも、二〇〇〇年代の当時、その一部は、密輸されたものであったという。

ペットショップではない食用動物の「生け簀」だから、動物は過密で衛生的とはいえない檻のなかに詰め込まれており、さらにネズミやハトやカラスが市場内をうろつく。つまり、まさに病原体のグローバリゼーションとして、世界のさまざまな地域の病原体と動物が一同に介して、互いに感染する状況が出現したのだ。

感染症に関するノンフィクションで知られるローリー・ギャレットは、SARS流行当時の二〇〇〇年代の野生動物市場（華南海鮮市場ではないが）について次のように記している。[13]

広州のチャオトウ市場で見た動物たちは、金属性の小さな檻に入れられ、五段にも六段にも高く積み上げられていた。自然界での被食動物の檻の上に捕食動物の檻が重ねられていたり、競争者たちが隣りどうしになっている例も多かった。こうした動物たちはほぼ例外なく傷を持っており、罠にかかった足を食いちぎって逃げようとして自らを傷つけた動物もいた。そうした動物たちは、互いの尿や血液や糞便を浴びていた。おまけに、市場を「きれいにする」ためにとられる方法というのが、高圧の消火用ホースで定期的に水洗するというもので、あらゆる糞便を飛沫として飛散させていた。

COVID-19の場合、中国政府は、公式確認の翌日一月一日には華南海鮮市場を閉鎖している。そもそも、SARSの病原体がハクビシン由来のコロナウイルスであると判明した二〇〇三年には、市場にいたハクビシン等の野生動物の殺処分と無許可の野生動物の食用販売を規制していたはずなのではあるが。COVID-19のアウトブレイクの後、二〇二〇年二月二四日、中国政府は食用の野生動物取引を禁止している（研究用、医学用、展示用は別）。なお、二〇一七年の調査によれば、野味市場の経済規模は五六億ドルで、関連の雇用には一四〇〇万人が従事しているという[14]。この経済規模であれば、当局が禁止したとしても闇市場として成立してしまう可能性はある。

だが、動物から人間に感染するだけではなく、すでに人間から人間に感染できるように突然変異した新型肺炎のウイルスは、その後も拡がり続けた。

ちなみに、たくさんの種類の生きた動物が存在する場所といえば動物園がある。ただし、動物園では、もちろん衛生管理に注意が払われていることはもちろんだが、「動物とのふれあい広場」

のようなところを除けば、動物と人間の間にはかなりの距離があって直接接触することはほぼない。そのため、野生動物市場からの感染症の出現はあっても、動物園からは感染症の出現はないのだ。

なお、COVID-19を起こすSARS-CoV-2の祖先のコロナウイルスは、コウモリの群れのなかに潜んでいた可能性が高い。だが、直接にコウモリから人間に感染したのではないようだ。コウモリから何かの動物に感染し、その動物から人間に感染したと考えられている。たとえば、SARSでは、キクガシラコウモリからハクビシンに感染して、次に人間に感染し、その後、人間から人間に感染していったと考えられている。COVID-19の場合では、ヘビではないかという説もあるが、コウモリと人間を繋いだ動物が何かは二〇二〇年五月時点でははっきりしない。だが、もちろん、コロナウイルスの突然変異の性質によっては、コウモリから人間に直接感染した可能性も否定されない。

さて、二〇一九年末以前の出現の前史から、COVID-19が世界的に話題になり始めた一月中旬に戻ろう。

武漢「封城」と世界への拡大、二〇二〇年一月中旬から下旬

COVID-19による最初の死者が報告されるのは一月一一日のことだ。だが、実際には武漢に住む六一歳の男性が死亡したのは一月九日である。

中国当局による意図的な隠蔽工作によって、この死亡の確認と公表までの時間差は作り出されたとされる。一月六日から一一日まで、武漢では、重要な政治的行事である「人民代表大会」と「政治協商会議」を控えていたため、市当局の落ち度になりかねない情報の公表が控えられた可能性は高い。[15] たしかに、「武漢市衛生健康委員会」のホームページを確認すると、一月五日から一月一一日まで感染症情報の発信のない空白期間がある。[16] しかも、一月一一日には左記のような内容をわざわざ発表している。[17] これはその直後にある湖南省での人民代表大会のことを慮ってのことではないかと考えられている。

二〇二〇年一月三日以降、新しい症例は検出されていません。現在、医療スタッフの感染は発見されておらず、人から人への感染の明確な証拠も発見されていません。

ただし、政府による検閲を逃れるための独特の言い回しになれた民衆から見れば、唐突に「医療スタッフの感染」や「人から人への感染」が言及されている発表文の言外の意味は明らかと思われる。それは、公表を禁じられているが、そうした事態が起きているから注意せよ、という意味だ。おそらくは、武漢市当局内の一部の良心的なスタッフによる検閲に引っかからない形での警告だったのだろう。

人間から人間への感染が公式に文献として報告されたのは香港の論文（一月二四日付）だった。[18]

それは一月一〇日に香港大学病院を受診した症例で、本人（六三歳の女性）は武漢にいったことはないが、武漢から深センに旅行していた家族（子ども夫婦と孫など）から感染したという経過だ。それまでにも、人間から人間に感染する可能性が高いことは現場ではわかっていたはずだ。

二月初めに公表された武漢大学の研究では、一三八名のＣＯＶＩＤ－19による入院者のうち、四一％が院内感染で、その内訳は三割が別の病気での入院者で七割が医療従事者ということが報告されている。[19] 院内感染への防護策が十分には用意されていない状態では、ＣＯＶＩＤ－19の流行そのものだけではなく、医療従事者への感染によって病院の機能が低下していくこと（いわゆる「医療崩壊」）も、アウトブレイクを悪化させる要因だった。

さて、ＣＯＶＩＤ－19の感染拡大の時間経過に戻ろう。

ちなみに、日本では、この時期一月一六日にＣＯＶＩＤ－19患者が初めて確認されている。それは、武漢を訪問しての帰国者であった。

さて、一月初旬から中旬、中国では旧正月の春節に向けた準備やお祝いが行われはじめ、人びとが移動したり集まったりする機会が増え始めていた。そのなかでも、一月一八日に武漢で開催された四万世帯の集まる大宴会（「万家宴」）が、今から振り返ってみればＣＯＶＩＤ－19の感染を拡大させたのでは、と言われている。

なお、一月二〇日の時点では、感染者は世界で二八二名、中国外ではタイが二名、韓国と日本がそれぞれ一名で合計四名だった。[20] また、首都北京では、一月一九日には二名、二〇日は三名の感染者が報告されている。

中国での危機感が高まったのは一月一九日に、二〇〇三年のＳＡＲＳアウトブレイクの際に活躍した鍾南山《チョン・ナンシャン》医師（八三歳）が専門家チームの長として武漢を視察し、人から人への感染があることを確認し、北京にいた李克強首相らの指導部に状況を報告してからだった、という（鍾医師については第三章でも紹介する）[21]。その日の午後には、中国国家主席の習近平が、ＣＯＶＩＤ－19の感染蔓延の阻止を命じる重要指示を出している。

なお、二月一五日になってから、習指導部は一月七日には演説のなかですでにＣＯＶＩＤ－19対策についての指示を出していたとの報道が、中国共産党の機関誌に出たが、額面通り信じる人はいない。たとえ、習国家主席がＣＯＶＩＤ－19に言及していたとしても、一月二〇日までの対応が不十分だったことは確かだろう。とはいえ、こうした報道を通じて中国国内政治としては、習指導部ではなく、その指示を重く受け止めなかった現場に責任があるということに決着したようで、二月一三日には湖北省、武漢市のトップが更迭されている。

さて、中国でのＣＯＶＩＤ－19対策の流れを変えた鍾医師は、二〇〇三年のＳＡＲＳ発生の際には、広州呼吸疾病研究所長としてＳＡＲＳへの真摯な対応で多くの人びとの命を救ったヒーローとして中国全土に知られていた。当時、ＳＡＲＳの危険性や院内感染を警告するとともに対処法をまとめた報告書をいち早く（二〇〇三年一月二一日）作成したが、それは当局に握りつぶされ、極秘文書扱いで臨床現場には届かなかったという。中国政府がＳＡＲＳを新型肺炎（異型肺炎）発生として公式に認めたのは二〇〇三年二月だから、鍾医師の報告書はそれに先んじている。また、若い頃は陸上競技選手としても活躍したスポーツマンで、鄧小平ら中国指導部の診療を行っていたことで政治力もあったという。

少し脱線してしまったが、SARSからCOVID‐19に戻ろう。一月一九日以降、中国国内での事態は急展開していく。中国政府は、二一日にはCOVID‐19をSARSと同様の法定伝染病に指定して、最大の防疫対策をとると発表し、二三日には周囲での交通機関の運行を停止し、武漢を都市封鎖（中国語では「封城」）する。一月二三日、中国内での感染者数は五七一名（世界では五八一名）なので、その時点で一一〇〇万都市である武漢を封鎖とは思い切った手段をとったものだ。その後、一月二五日の春節を前に、こうした都市封鎖や一般人の交通制限は周囲の都市や省全体にも拡大してチベット自治区を除く全国へと広がり、首都北京でも同様の措置がとられた。一月三一日にはチベット自治区でも感染者一名が発見されて、地方政府のさじ加減で封鎖の程度に多寡はあるものの、同様の措置は中国全土に広がる。[22]

こうしたすばやい措置については、WHOには報告していない感染拡大の情報を隠蔽していたとの考え方もある。だが、SARS以降の中国の公衆衛生政策の現代史をたどっていくと、そうした陰謀論はどうも的外れのように思う。SARS以来、中国のCDC（疾病予防管理センター）は、感染症アウトブレイクに対しては、萌芽を発見した時点で徹底した封じ込めを行う経験を積み重ねてきた。[23] その意味では、今回の新COVID‐19への対策ではっきりしたとおり、中国は、感染症封じ込めの「先進国」ともいえる。

生物医学的にみれば、封鎖は感染症対策として常に有効な万能薬ではなく、治療薬やワクチンのできるまでの時間稼ぎであって、感染症の広がるスピードを抑えるに過ぎない（第五章を参照）。また、社会的な交通を遮断することが社会や経済にもたらす負の影響は甚大だ。さらに、政治という面を考えれば、移動の自由を制限して迅速に封鎖することの可能な社会は望ましい社会かどうか、という問題もある。

さて、一月二二日から二日間にわたってCOVID‐19の状況を議論していたWHOは、二三日夜に「国際的に懸念される公衆衛生上の緊急事態（Public Health Emergency of International Concern: PHEIC）」の宣言を見送っている。

これは、その時点でのWHOの判断としては、中国国内が感染拡大の主たる場所であるため中国政府が内政問題として対応するのが筋ということだったろう。世界に拡大する国際的な問題にまでなっていない以上は、国際機関であるWHOが現地政府（中国）の頭越しに口出しすることはできないということだ。

だが、この見送りについては、WHOから中国への配慮があったのではないかとの批判もある。WHOの歳入（二〇一九年度）でみれば、中国の影響力が大きいわけではない。米国が一五％で、ビル&メリンダ・ゲイツ財団の一〇％が続き、中国は〇・二％程度に過ぎない（日本は三％）[24]。

一月三〇日にはPHEICをWHOは宣言し、WHOが加盟各国に公衆衛生政策に関する勧告を行うことが可能となった。ただし、各国政府に対して強制力を持っているわけではないため、象徴的な意味合いが強い。なお、それから一ヶ月半あまり後の三月一一日、WHOはCOVID‐19の世界的な大流行「パンデミック」を宣言する。

なお、パンデミックは、ギリシャ語の「パン（すべての）」と「デモス（人びと）」を組み合わせた言葉だ。デモスは、デモクラシー（民主主義）やデモ行進とも共通した語源の言葉だ。パンデミックとは、世界のすべての人びとに感染のリスクがある状態を指している。特定の地域全体に流行している状態は「エピデミック」、ある特定の地域での散発的な流行のことを「エンデミック」と呼ぶ。

PHEICとは、疾病が国際的に拡大して他国にも危険をもたらし、緊急に国際的対策が必要な事態のことを指しており、PHEICが宣言されると、WHO加盟各国は感染症の世界的拡大の防止のためにWHOに協力することが求められる。これまでに宣言されたのは、二〇〇九年四月の新型インフルエンザ、二〇一四年五月の野生型ポリオ、二〇一四年八月の西アフリカでのエボラ出血熱、二〇一六年二月の中南米でのジカ熱、二〇一九年七月のコンゴでのエボラ出血熱の六回であった。

ここで、WHOがCOVID‐19にPHEICを宣言した後の一月三一日時点での状況を振り返ってまとめておこう。[25] 全世界での患者数総数は約一万人に迫るものの、中国外での患者数は一〇六名に過ぎない（日本は一四名）。この時点での死亡者数は二一三名、すべて中国国内だった。

ただ、この時点ですでに、感染者が確認されているのは一九ヶ国で、北米、欧州、オーストラリア、中東を含んでいた。なお、アフリカ大陸で最初に感染者が確認されたのは二月一四日（エジプト）、南アメリカ大陸では二月二六日（ブラジル）である。

二〇二〇年一月には、病原体に関する生物医学の進展という面でも大きな変化があった。

一二月三一日のＣＯＶＩＤ－19の公式発見の一週間後である一月七日には原因不明の肺炎を引き起こしている病原体がＳＡＲＳやＭＥＲＳの病原体とは異なるが同じ種類のコロナウイルスだということが確認され(26)、一月一二日にはウイルスの遺伝子配列まで同定されて公開された。当時、二〇一九年に発見された新型コロナウイルスということで、2019-nCoVと暫定的に命名された。この公式確認からわずか二週間での病原体発見は、異例のスピードである。

サイエンティフィック・アメリカン誌の記事(27)によれば、ウイルス同定に寄与したのは、中国科学院武漢ウイルス研究所の石正麗《シー・ジェンリー》(28)であった。「バットウーマン」との異名もある彼女は、ＳＡＲＳ以来のコロナウイルス専門の研究者で、危険性の高いウイルスを扱うＰ４施設の責任者である。このＰ４施設は、まさに米国のトランプ政権が、ＣＯＶＩＤ－19の病原体の流出源として非難しているものだ。たしかに、彼女は、広東省、広西チワン族自治区、雲南省など中国南部の亜熱帯地域の洞窟を数多くフィールドワーク調査を行い、多種類のコウモリ由来コロナウイルスを収集していた。

二〇一九年一二月三〇日一七時にはいち早く、コロナウイルス由来が疑われる武漢での新型肺炎の入院者二名からの検体が研究所に届けられ、携帯電話で呼び出された石はすぐに遺伝子解析を開始したという。少なくとも彼女の言によれば、病原体の遺伝子が同定された直後に、研究所内で記録されているコロナウイルスと照合し、未知のウイルスであって、研究所からのウイルス流出ではないと確認して安堵したという。

ＷＨＯが正式名称を二〇一九年に発生したコロナウイルスによる感染症という意味で「ＣＯＶＩＤ－19（コヴィッド・ナインティーン）」と命名するのは二月一一日、同じ日に国際ウイルス分類委員会は、病原ウイルスを「ＳＡＲＳコロナウイルス－２（SARS-CoV-2）」と名付けることを決定した。ウイルス自体については第三章でくわしく論じる。

隔離・検疫から国境の強化へ、二〇二〇年二月から三月

一月末から二月初めにかけて、中国以外の一部の国が国籍に基づいた国境での防疫という政策を採用し始める。やがて、それは感染者に対する空港検疫の強化だけに留まらず、感染しているかどうかと関係ない入国制限や入国拒否へと変容していった。検疫がＣＯＶＩＤ－19にどう適用されたかをたどる前に、国籍もパスポートも持たないウイルスを国境で管理するとは何を意味するのか、という点をまず整理しておきたい。なお、検疫については、後の第六章で論じる。

国境での検疫という防疫のやり方は感染経路を断つための「自然」な手段としてイメージされがちだ。個人がマスクや手洗いで感染経路をウイルスから身を守ろうとするのと同じように、集

団としての国家も国境での検疫強化によって外からのウイルスの侵入を防ぐことは当たり前のように思える。とりわけ、大陸の国家とは異なり、自らを海によって他国と隔てられた「島国」として表象することの多い日本では、この傾向は強い。

だが、個人の自衛策と国家レベルでの検疫の二つは根本的に異なっている。だからこそ、感染症の生物医学だけでは不十分で、生政治学という視点が必要なのだ。

まず一つ目の違いは、個人が清潔を保ったり消毒したりすることはウイルスそのものが体内に入ることを防ぐことになるが、国境で行われるのはウイルスそのもののチェックではなくウイルスに感染した人間（および可能性のある人間）の移動をコントロールすること（感染源への対策）である点だ。ウイルスであればその場で消毒薬を使って抹殺することができるが、ウイルスに感染した人間には当然そんなことはできない。

もう一つの差異は、移動を制限する境界として、県境でも市境でも自宅敷地内外の境界でもなく、国境に障壁を築くという選択はどこから来たかという問題だ。ウイルスに国籍はないのだから、国境でなければならないという必然的な理由はない。

また、今回のＣＯＶＩＤ－19でも見られたように、感染者を国内に入れないという検疫の思想は、熱発やひどい咳などの症状のある人びと、つまり感染者であるリスクのある個人を留め置くというだけでなく、容易に特定の国に対する入国制限へと横滑りしていく。たとえば、その感染症の多い国の国民やその国に一四日以内に滞在した人びとが、リスク集団として名指される。つまり、リスクの有無やその大小を国籍で区切っていることになる。

つまり、国境での検疫や出入国の制限で感染症を管理する方法は、こうして考えればわかるとおり、生物医学的な必要性だけからではなく、国家が強制力としての権力を用いて実行しやすい方法として選ばれている。それは、元々人間の移動の自由を制限するために作られている国境では、移動を制限するインフラが整っているからだ。さらに、ウイルスの有無や感染リスクが高いかどうかを厳密に生物医学的に判断するのは手間がかかったり困難だったりするが、国境でパスポートをチェックして国籍を調べることはほぼ自動化されていて容易だからだ。

出入国の制限は、感染者との接触の忌避や消毒のように感染症や病原体の生物医学的な性質に適した「自然」な方法ではなく、国家という仕組みに適した政治的な方法として選択されていることを意識しつつ、COVID‐19対策を見ていくことにしよう。すべての国を網羅することはできないので、中国と日本を中心に事態の推移を追いつつ、必要に応じて、二〇二〇年五月時点で感染者数も多く世界的な影響も大きかった米国と欧州の動きを補足することにしよう。

日本政府は、一月二四日に湖北省に対する渡航中止勧告（危険情報レベル3）を出し、二八日からは武漢に滞在中で帰国を希望する日本人に対してチャーター機での帰国支援を始めている。さらに、同じ二八日に、COVID‐19（正式には「新型コロナウイルス感染症」）を「感染症法」に基づいて強制入院措置などの可能な「指定感染症」とすることを公布した。通常は公布から施行まで準備期間として一週間空けるところを、政令を改正して前倒しにすることで二月一日から施行している。さらに、一月三一日には、湖北省に二週間以内に滞在歴のある外国人と湖北省発行のパスポートを持つ中国人の入国拒否を発表している。

なお、感染症法とは「感染症の予防及び感染症の患者に対する医療に関する法律」の略称で、一九九九年に、伝染病予防法、性病予防法、エイズ予防法の三つが統合されて施行された。その後、二〇〇七年には結核予防法も統合されている。さらに、二〇〇八年には、高病原性鳥インフルエンザや新型インフルエンザも追加されている。基本的には、社会的影響の大きい感染症から順に一から五類に分けて対策のレベルを定めている。

一類感染症としてはエボラ出血熱、痘瘡《とうそう》（天然痘）、ペストなど、二類としては急性灰白髄炎（ポリオ）、結核、高病原性鳥インフルエンザなど、三類としてはコレラや細菌性赤痢が挙げられている。新型コロナウイルス感染症はＳＡＲＳやＭＥＲＳと並んで二類感染症に含まれる。この指定によって、患者に対する入院措置や公費による医療提供、医師の義務としての患者の届出、患者の濃厚接触者の調査、検疫などが可能となった。ただ、二類指定感染症となって原則的には指定病院への入院治療となったことは、軽症者も多いＣＯＶＩＤ‐19には適切なものではなく、その後の医療現場の混乱を招く原因となった。なお、二月二五日には、一般医療機関でも感染が疑われる人を受け入れ、軽症の人は自宅療養という方針に変更となった。

さて、二月前半の日本でのＣＯＶＩＤ‐19は、船内でのアウトブレイクが生じた大型クルーズ船ダイヤモンドプリンセス号（総客室一三三七室）の話題を中心に議論されることになる。じつのところ、船舶という密室のなかでのアウトブレイクというケースは珍しいものではない。第一次世界大戦と時期的に重なっていたスペイン・インフルエンザ（一九一八‐一九一九年）の際には、軍艦や兵院輸送船のなかでの感染拡大が生じた。その中には、航海日誌での詳細がわかっているものもある。

たとえば、歴史人口学者の速水融は、『日本を襲ったスペイン・インフルエンザ　人類とウイルスの第一次世界戦争』のなかで、一九一八年一二月にシンガポールを出航してマニラを経由し翌年一月に日本に到着した軍艦矢矧《やはぎ》のケースを詳細に紹介している（航海記録である戦時日誌そのものも巻末資料として収録している）[29]。乗り込んでいた四六九名のほとんどがインフルエンザに感染し、四八名の死亡者がでる惨状だった。また、歴史家のアルフレッド・W・クロスビーは、米国からフランスへ兵士を運んでいた輸送船で、一九一八年九月以降の（第二波）流行のために甚大な被害が出たことを紹介している[30]。

さて、この時期、すなわちWHOがPHEICを宣言した一月末では、米中の政治対立を背景に、米国のトランプ政権の動きが目立った。一月二七日には中国湖北省への渡航禁止、三〇日には中国全土を渡航禁止としている。さらに、一月三一日には、直近一四日以内に中国に滞在歴のある外国人の入国を拒否するという方針を打ち出した。米国人については、直近一四日以内に湖北省に滞在したことのある者については一四日間の隔離、中国のその他の地域に滞在した者についてはは自主的な経過観察を義務づけた。外国人と米国人を差別的に扱う点には、防疫よりもアメリカ・

ファーストのイデオロギーを重視する姿勢が表されている。国境封鎖が感染症制圧にほとんど無意味であったことは、三月下旬での米国でのCOVID-19の爆発的拡大からわかるだろう。

いっぽう、EU諸国の動きは対照的で、中国との直行便を運休したものの、国境での入国制限の強化に対しては消極的だった。その根底にある政治的・イデオロギー的な理由として、国境という制限なしに人びとが自由に移動できるという理念がEUの根本だという点もあっただろう。領域内の人びとの移動の自由を支えているのが、EU加盟国を中心に二六ヶ国が互いの出入国審査を免除する「シェンゲン協定」である。欧州に旅行で行かれた人はご存じだろうが、シェンゲン協定の国々の一つにいったん入国すれば、外国人である日本人であっても協定で定められた領域の内部ではパスポートをいちいちチェックされることなく自由に国境を越えることができる。

だが、イデオロギーよりも大きな理由は、EU諸国にとって入国制限が国家にとって実行しやすい方法ではなかった、というところにある。(シェンゲン協定に加盟している)EU諸国にとっては、領域内での国境でのパスポートチェックをすでに廃止しているために、シェンゲン協定の領域の内外はともかくも、領域内の国境でコントロールを行うインフラが整っていないからだ。

ウイルスではなく人の管理としての検疫や移動制限を実行しやすいかどうか、という視点から、中国の状況と比べてみよう。中国では、一月下旬から都市封鎖が行われただけでなく、二月初めからほとんどの大都市で「封閉式管理」と呼ばれる外出規制が導入されていた。これは、来客を禁じたり、買い物ではなく通販を利用するよう呼びかけたり、自主的に在宅するように求めるだけではなく、同居している世帯の一名だけが数日に一回だけ外出することを許可する、など厳しい内容だった。個々人の定住場所を管理する「戸口登記」が実施され、長距離での国内移動にはパスポートのような「居民身分証」がチェックされる中国では、こうした国内での厳しい行動制限は国境での管理と同じ程度に実行しやすい手法である。だが、たとえば欧米や日本において、同じレベルの精密さや厳格さで封閉式管理を行うことは極めて困難だろう。

日本の状況に戻ろう。二月半ばには、武漢からの帰国者や滞在者あるいは、武漢と関連した感染者との濃厚接触者以外の感染者、つまりどこから感染したかがわからないケース（感染経路不明）がちらほらと出始める。

これは、感染が国内で拡大しつつある徴候と見なされている。理屈だけで考えれば、COVID-19は感染症なのだから、その出発点を逆向きに辿っていくこと（接触者追跡）が完全にできれば、おそらく中国の武漢（ウイルスの発生源）にまで行き着くはずである。そうできない「感染経路不明」が増えるということは、次の二つのことを意味する。一つは、医療機関を受診している感染者は氷山の一角に過ぎず、軽症ないし無症状で特に問題なく生活している感染者が多数存在し、その人びとから感染が広がっていると推測されることだ。もう一つは、その感染症が国内で広がる段階であれば、国外から国内に入ることを制限する国境検疫の役割は少なくなっているということだ。公衆衛生行政に関わる人びとの一部が執着しているような感染経路を一つ一つ追いかけること（クラスターつぶし）はすでにこの時点で、もはや優先課題ではなくなっている。

二月一六日には「新型コロナウイルス感染症専門家会議」が開かれ、それ以降には、感染しないための行動として、不要不急の集まりは控える、イベントは開催かどうかを再検討、手洗いと咳エチケット、テレワークと時差通勤、などさまざまな政府からの要請が矢継ぎ早に出された。

ちなみに、二月一七日の時点では、COVID-19の感染者は世界合計で約七万二千名、うち中国外は七九四名で全感染者数の一%程度だった。その内訳のなかで、日本は五九名、ダイヤモンドプリンセス号は四五四名を占めている。ちなみに、EUはすべて合計して四七名、米国は一五名である。また、その時点での死者数は、全体で一七七五名、うち中国外の死者は三名に過ぎなかった（日本、フランス、フィリピン）。

COVID-19そのものの症状や死亡率などについては、二月一六日から二四日に開かれたWHOと中国の会議の報告書（二月二八日）[31]によって、中国国内の約六万人を分析した結果が明らかとなった。病気の重症度を示して他の病気と比較するため、一番わかりやすい死亡率についてだけ簡単にまとめておこう。

死亡者数は二一一四名なので、単純計算すれば死亡率は三・八%である。だが、最初にアウトブレイクを起こした武漢では約六%に達していたものの、その後二月に入ると落ち着き、武漢以外では〇・七%だという。ただし、年齢やもともと慢性的な病気を抱えていたかどうかでも大きく異なる。たとえば、五〇歳未満では〇・二〜〇・四%なので数百人に一人の死亡率だが、七〇歳代では八%で、八〇歳代かそれ以上では死亡率は約一五%だから約六人に一人の死亡率になる。

したがって、その地域の人口高齢化の程度によって死亡率は大きく変化し得るが、おおざっぱには、死亡率は一ないし二%というあたりだろう。ただし、これは「死者数／感染者数」なので、分母である「感染者」をどう定義するか――ウイルスが検出された全員か、ウイルスが検出されて呼吸器症状のある者だけか、臨床症状だけで臨床的に診断された者を含めるか――によっても変化する。もっと死亡率は低いという説もある。

死亡率だけで、感染症の重大性が決まるわけではないが、目安としては、普通の毎年流行するインフルエンザで死亡率は〇・一%程度、同じコロナウイルス感染症のSARSは一〇%でMERSは三四%、二〇世紀初めに大流行を起こしたスペイン・インフルエンザでおよそ二%とされる。死亡率という面だけでいえば、普通のインフルエンザよりは恐ろしく、スペイン・インフルエンザと同等ということになる。

日本では、二月二七日の夜、安倍晋三首相の独断で突然に、全国の小中高校と特別支援学校への休校要請（三月二日から春休みまで）が出されている。おそらくは季節性インフルエンザでの休校に倣った措置だったのだろうが、その時点ですでにわかっていた年齢階層別の感染や死亡のパターンを見る限りでは、子どもや若年者だけをターゲットにする措置に合理的な根拠があるとは考えられない。

さて、中国国内でのアウトブレイクは、WHOがPHEICを宣言した一月末には終息の兆しが見え始める。感染者数の全体数は増え続けたものの、新規の感染者数がピークを過ぎて減少に転じたからだ。そのため、感染拡大の勢いを示す新規感染者数に着目すると、二月下旬には、減少傾向にある中国国内での新規感染者数を中国外の新規感染者数が上回り始める。これを受けて、WHOは、二月二六日に韓国、イタリア、イランでの感染拡大を深刻に懸念すると指摘している。

二月二八日の時点では、世界での感染者数は約八万四〇〇〇名で中国が約七万九〇〇〇名で九〇％以上を占めていた。だが、新規感染者数を見れば中国は三三一名、中国外が一〇二七名と、感染拡大のペースには大きな違いが見られる。その日だけでの新規の感染者を国別に見ると、韓国五七一名、イタリア二五〇名、イラン一〇四名となっている。

中国では、三月五日から開幕するはずだった中国での国会に相当する全国人民代表大会は延期され、日中関係としては、四月に予定されていた習国家主席の訪日も中止となった。それを待っていたかのように、日本政府は、三月九日から中国、韓国からの入国者（帰国者も含む）に対する入国制限を発表し、入国者に対して、指定場所での二週間待機と国内の公共交通機関を使わないことを要請するとした。

「新型コロナウイルス感染症専門家会議」メンバーらも指摘しているとおり[32]、世界各地での感染が拡大し、国内で感染経路不明の感染者が出ている三月の段階では特定の国を絞って入国制限を強化することの意義はなきに等しい。公衆衛生の観点からすれば、国内での感染症対策を中心に行うべき時期だからだ。その後も、三月と四月で入国制限の対象国は次々と拡大していった。また、諸外国でも同様の措置が広がっている。

ここで生じているのは、COVID-19のパニックのなかで、感染症の防疫が、感染予防の生物医学からは離れて「外国人恐怖」となり、ときには日本であれば中国と韓国を標的とする人種主義（レイシズム）とも協調し始めるという事態である。COVID-19と排外主義や人種主義については、第六章でより詳しく検討しよう。

COVID-19肺炎パンデミック、二〇二〇年三月一二日

三月一〇日、習国家主席はCOVID-19のアウトブレイク後はじめて武漢に入り、「ウイルスを抑え込んだ」と宣言する。それを待っていたかのように、三月一二日、WHOはCOVID-19を、世界的に感染の拡大した「パンデミック」と呼ぶことを決めた(33)。

三月一一日時点での感染者数は世界では約一二万人となっている。また、中国国内の感染者数が約八万人なので、中国外の感染者数が三割を超えた。新規感染者数四六二〇名の圧倒的多数は中国外となっている。なかでも、イタリアやイランにおいては、一日に千名近い新規感染者が出ていた。感染者の総数が多いのは、イタリアの一〇一四九名、イランの八〇四二名、韓国の七七五五名で、そこにフランス（一七七四名）、スペイン（一六三九名）、ドイツ（一二九六名）、米国（六九六名）、日本（五六八名）が続いている。

ただし、サウスチャイナ・モーニング・ポストの報道（三月一二日付）によれば、中国での統計数値の信頼性には疑問があり、二月七日から呼吸器症状のあるウイルス陽性者だけを数えると

いう独自基準を使って感染者数を意図的に低く操作しているようだ。(34) その報道によれば、中国の公式発表は二月末時点での約八万人の感染者だが、実際には四万人の無症状のウイルス検査陽性者が存在し、全員が隔離の対象となっていたという。

三月一三日には、米国のトランプ政権は国家非常事態を宣言し、欧州諸国（シェンゲン協定加盟国二六ヶ国）からの入国は三〇日の間全面禁止、米国人ならば欧州から本国へ戻れるが二週間隔離、という方針を打ち出した。さらに、一七日からは、英国とアイルランドも同じ入国禁止の対象に含むことを発表している。

いっぽう、日本は、三月一八日にEU諸国などを入国制限の対象にし、三月一九日には入国拒否の対象国・地域を広げている。

シェンゲン協定の領域内の移動の自由を擁護し続けてきたEUでも、三月一七日には、EU各国の国民、長期滞在者、医療従事者の移動は認めるものの、域外（EU離脱した英国を含む）からの外国人の入国を三〇日間、原則禁止することを決めた。治療薬やワクチンが未だ開発されていない時点で、感染がすでにパンデミックとなってしまった後に、個人を対象とした隔離と検疫の次に来るべき感染予防の方策として優先されるべきは、国境封鎖ではない。感染が拡大しつつある地域での外出制限や移動制限となるはずだった。もちろん、こうした行動制限に伴って実質的には国境を越える移動はほとんど制限されてしまう。その意味では、国内での外出・移動制限と同時に国境でも同様の措置を行うことが必要ということだった。

だが、感染拡大が中国の一部から世界に拡大してパンデミックとなる前後までの時期、実際に優先的に行われたのは、パンデミックという状況下ではあまり意味のないはずの国境閉鎖であった。これは「悪」は必ず外部からやってくるという感染症の物語の呪縛がいかに強いかを示している。

注

（1）Huang et al., 2020

（2）https://www.who.int/csr/don/05-january-2020-pneumonia-of-unkown-cause-china/en/

（3）Huang, 2020

（4）https://www.scmp.com/news/china/society/article/3074991/coronavirus-chinas-first-confirmed-covid-19-case-traced-back

（5）Green, 2020

（6）https://www.scmp.com/news/china/society/article/3049561/dr-li-wenliang-who-was-he-and-how-did-he-become-coronavirus-hero

（7）WHOのホームページより。

（8）アイ、二〇二〇

（9）Cui, 2019

（10）https://www.sciencemag.org/news/2020/01/mining-coronavirus-genomes-clues-outbreak-s-origins#

(11) 美馬（二〇〇七）の第二章「防疫線上の政治——鳥インフルエンザ」を参照。
(12) Zhu et al., 2020, Lu et al., 2020
(13) ギャレット、二〇〇三、上巻一四頁
(14) Qui, 2020
(15) 城山、二〇二〇、一〇四－一一二頁
(16) http://wjw.wuhan.gov.cn/front/web/list2nd/no/710
(17) http://wjw.wuhan.gov.cn/front/web/showDetail/2020011109035
(18) Chan et al., 2020
(19) Wang et al., 2020
(20) https://www.who.int/docs/default-source/coronaviruse/situation-reports/20200121-sitrep-1-2019-ncov.pdf?sfvrsn=20a99c10_4
(21) 城山、二〇二〇
(22) 高口、二〇二〇
(23) Mason, 2016
(24) https://open.who.int/2018-19/contributors/contributor
(25) https://www.who.int/docs/default-source/coronaviruse/situation-reports/20200131-sitrep-11-ncov.pdf?sfvrsn=de7c0f7_4
(26) https://www.who.int/csr/don/12-january-2020-novel-coronavirus-china/en/
(27) Qui, 2020
(28) 石が責任著者となっている論文は Zhou et al.（2020）であるが、二〇二〇年二月三日に公開された。つまり、一月二四日に公開された Zhu et al.（2020）と Lu et al.（2020）（第三章で論じる）より一〇日遅

い二番手となる。

(29) 速水、二〇〇六

(30) クロスビー、二〇〇四、第八章

(31) https://www.who.int/docs/default-source/coronaviruse/who-china-joint-mission-on-covid-19-final-report.pdf

(32) 東京新聞、二〇二〇年三月六日朝刊

(33) http://www.euro.who.int/en/health-topics/health-emergencies/coronavirus-covid-19/news/news/2020/3/who-announces-covid-19-outbreak-a-pandemic

(34) https://www.scmp.com/news/china/society/article/3076323/third-coronavirus-cases-may-be-silent-carriers-classified

第三章　コロナウイルスは存在する

病原体コロナウイルスの発見、二〇二〇年一月二四日

二〇一九年一二月三一日のCOVID‐19の公式発見の一週間後、一月七日にはその病原体がコロナウイルスと中国で確認され[1]、一月一二日にはウイルスの遺伝子配列まで同定されてネット公開された。最初、この病原体は、二〇一九年に発見された新型コロナウイルス（novel coronavirus）という意味で、2019-nCoVと命名されていた。その後、二月一一日に、国際ウイルス分類委員会は、病原ウイルスを「SARSコロナウイルス‐2（SARS-CoV-2）」と正式に名付けることを決定した。なお、同じ日に、WHOは新型肺炎の正式名称をCOVID‐19としている。

公式確認から二週間での病原体発見は極めて早い。同じコロナウイルス感染症で肺炎の原因となったSARSの場合、病気の公式発見は二〇〇三年二月（発生したのは前年の一一月末頃）で、

ウイルスの遺伝子配列までわかったのは四月初旬だった。つまり、病気の確認から遺伝子の確定まで約二ヶ月かかっている。

コロナウイルスは存在する。そのことに異論の余地はない。ただし、ウイルスは一つのあり方だけで存在するのではない。

多くの人間たちにとっては、「病原体」つまりはCOVID－19を引き起こす原因としてコロナウイルスは存在する。また、コウモリたちにとっては人間の病原体なので、存在していないも同じだ。ウイルスからみれば、自分の増殖に適した宿主の群れとしては、人間もコウモリもたいした違いはないだろう。以前から存在したコロナウイルスにとっては、新しく生まれた仲間で、宿主となる動物を増やした野心的な冒険家として存在しているかもしれない。

とはいえ、くわしく見てみれば、人間たちにとってもコロナウイルスは複数の様態で存在している。流行している肺炎の原因として検査なしでも存在を仮想される存在、PCR検査キットで確認できる存在、ウイルス抗体検査によって過去に体内に存在したと推定される存在、それらはすべて新型コロナウイルス（SARS-CoV-2）という存在の複数のあり方である。

そして、さらに研究者たちにとって、それは名声と富をもたらす聖杯、つまり探求されるべき実験対象として存在する。本章では、まずその最後の点からウイルスという存在の聖杯をめぐる物語を科学社会学的に見てみよう。

二つの論文を並べ読みする

学問の世界での論文の「著者」というものの表し方には独特の特徴やルールがある。第一は、とくに理系の論文の場合には、その研究に関わった複数の著者の名前が挙げられていることが多い点だ。書店で売っている普通の書籍の場合、著者は一人であることが多いのとは大きく違う。これは、現在の科学研究が巨大化しているために、一人の研究者の仕事では不可能で、多数の研究者の関わる共同研究となっていることの反映だ。

さらには、そうした複数の著者が書かれる場合には、著者の名前の順番がとても重要視されている。映画など映像コンテンツでのエンドロールで俳優の名前がどの順番でどのように現れてくるかを見ることで、俳優の格付けがわかるのと似ている。基本的には、著者順はその研究への貢献度を表しており、一番前から貢献の大きかった順序に配列することになっている。だが、それは建前で、実態はアカデミックな世界での政治的配慮や上下関係による忖度の世界でもある。新型コロナウイルスの場合であれば、実験室で遺伝子解析をした人、病院で検査をして新型肺炎のウイルス検体を入手した人、研究の全体計画をアレンジした人など複数の人びとがそれぞれにしかできない役割を果たすチームのなかで、それぞれの貢献方法が異なっている以上、誰が一番貢献したかなど客観的に決められるわけがない。

とはいえ、一般的なルールとしては、最初のポジション（筆頭著者）はその研究を主に行った研究者（と周囲が認める者）、最後の著者（責任著者）は研究を行った研究室の代表（大学であれば教授）がなることが多い。そして、著者名のリストの中でその二つの場所を誰が占めるかがもっとも重要視されている。

ただ、二〇世紀末頃からの科学研究は、さらに多人数による作業で多くの研究室の共同作業になることが増えてきた。これも、映像コンテンツと同じで、「監督」という役割が「〇〇制作委員会」になっているものが目立つようになったのと似ている。だが、現代社会における科学は、たんに研究を地道にチームで進める匿名的なプロセスではなく、常にアイデアと才能に輝く「スター科学者」（たとえばノーベル賞受賞者）を生み出す華々しい世界であることを期待されている。

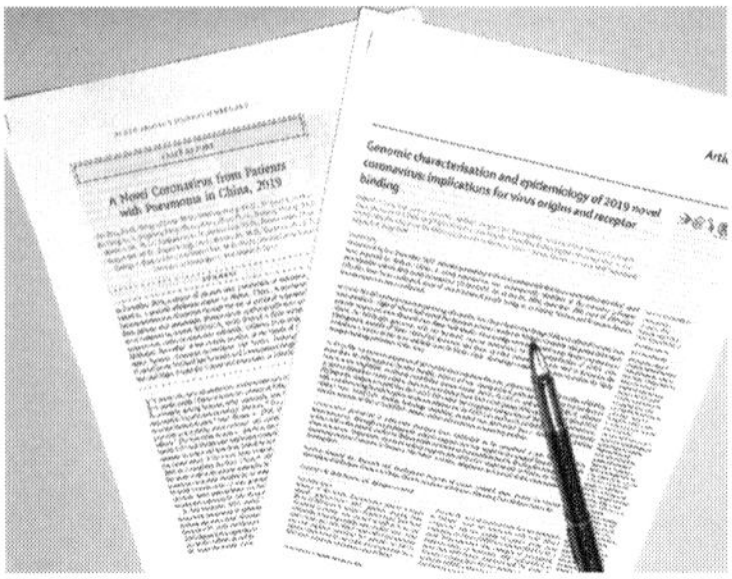
図 3-1

チームの共同作業という現実と個人のスター化という物語をうまく調停するために、著者が複数なだけではなく、筆頭著者も責任著者も複数名という奇妙な著者名リストが増えてきているのが現状である。その場合、複数の筆頭著者や責任著者がＡＢＣ順で並べられるが、ていねいにも「この著者らは同等の貢献度である」との註が付けられる。これは、誰が一番乗りだったかの名誉を争うレースでの同点ゴールのようなものだ。そして、就職や昇進のために研究者の業績を評価する場合、どのような論文の筆頭著者または責任著者であったかの数量が売上高やノルマのようにして重視される。このように、アカデミックな研究の世界は、かつての世俗と隔絶した「象牙の塔」のイメージとはかけ離れたものとなっている。

この真理の探究とは別ものの業績主義的で世俗的なルールを知った上で、COVID-19の病原体SARS-CoV-2の発見を報告する論文を見てみよう。まず気づくのは、よく似た内容だが議論の中心点の少し異なる二つの論文が、同じ一月二四日付で、ランセット誌[2]とニューイングランド医学雑誌（NEJM）[3]に掲載されていることだ（図3-1）。二誌に同時掲載というのは注目されている研究が発表されるときのパターンである。

同時であれば二つの研究グループのどちらにも、ウイルス同定という聖杯の探求に一番乗りに成功したスター科学者の名誉が与えられる。しかも、どちらの雑誌の編集部にとっても、世界から注目される論文を掲載することは雑誌のステイタスを上げ、売り上げの増加に繋がる。その両方を満足させるため、雑誌編集部の間での水面下の交渉が行われた結果としての同時掲載だ。複数ある国際的な信頼度の高い医学雑誌のなかでも、とくにこの二誌を研究者グループが選んだことにも理由がある。ランセット誌は英国ベースで欧州にも強い雑誌、NEJMは米国ベースの雑誌という人脈上の棲み分けがあるからだ。つまりは、競争を回避して利益を分け合う大手二社の間での談合と同じことである。

二本の論文のそれぞれを見ていこう。ただし見るのは、一本の論文ずつの内容の詳細ではない。著者として誰がリストになっているかと、二本を並べ読みしたときどう違っているかという差異の二つのポイントだ。

ランセット誌論文のほうは筆頭著者六名で、北京にある中国ＣＤＣ（疾病予防管理センター）と武漢市のＣＤＣ、山東第一医科大学の研究者らに加えて、中国のバイオ企業の大手ＢＧＩ（華大基因）社の研究員も名を連ねている。内容としては、遺伝子配列の詳細な分析が中心で、コロナウイルスの仲間のなかでの SARS-CoV-2 の位置づけ、どういう経路で人間の呼吸器に感染するかが論じられている。

いっぽう、ＮＥＪＭ誌論文は筆頭著者五名で、中国ＣＤＣと湖南省のＣＤＣ、北京の首都医科大学附属病院、武漢の病院の研究者が挙げられている。さらに、「中国新型コロナウイルス調査研究チーム」も著者に挙げられている。こちらの内容では、ＣＯＶＩＤ－19患者の臨床症状についても論じており、SARS-CoV-2 の遺伝子配列だけでなく、分離培養することの難しいコロナウイルスを培養するための工夫が詳細に紹介されている。

つまり、論文の内容が重ならないように注意しつつ、さらに著者グループとして、病院に所属する臨床医、大学の研究者、ＣＤＣの中央・省・市それぞれ、バイオ企業などのすべての役割が重なることなくうまく含まれており、絶妙のバランスだ。

この二つの論文の著者名リストを見れば、中国本土の研究者しか関わっていないことは明らかである。中国ＣＤＣと中国国内の研究者だけの力で SARS-CoV-2 を発見し遺伝子配列まで同定したのだというメッセージ——昔風に言えば「自力更生」——を発信する意図がはっきりと感じられる。

このように中国のチームだけでSARS-CoV-2の研究を行ったことについては、国外の研究者と共有せずデータ隠しをしていたとの批判も一部のマスメディアでは見られた。確かにデータを中国外に持ち出させなかったことは事実だろう。

だが、それは中国に特有な問題ではなく、現代社会で科学を職業として生きる科学者にとって共通の問題点だ。

自分たちが収集したデータを自分たちによる解析が終わって論文を書き上げて業績を得るまで他人に見せないことは、職業的な科学者として合理的な行動である。現代社会における科学という営みには、たんに真理を追究することだけではなく、誰が最初にその事実を発見したかの熾烈な競争という要素が組み込まれているからだ。

コロナウイルスはただ一つの存在ではなく、それを病原体として恐れる一般の人びとと研究対象として探求する研究者の間では異なった存在なのである。

さらにいえば、二〇〇三年のＳＡＲＳ病原体の発見競争の際、業績争いで中国本土の研究者たちは欧米と香港のグループに出し抜かれて、その後塵を拝した苦い過去がある。

二〇〇三年四月初めに、ＳＡＲＳ病原体をコロナウイルスであると最初に発表したのは、マリク・ペイリスらの香港大学グループだった[4]。同じ香港大学での同僚として、動物のウイルス感染症の研究をしていた管軼《グァン・イ》によれば、そこには複雑な事情があったという。当時の中国本土でＳＡＲＳ制圧に関わっていた鍾南山《チョン・ナンシャン》（現在のＣＯＶＩＤ‐19対策にも重要な役割を果たした）は、処罰される危険を冒してまで管軼を仲介者にしてウイルス検体を香港に持ち出すことを黙認していた。そのことで、香港大でのウイルス同定の研究はいち早く開始され研究も進んだ(5)。だが、ペイリスの論文には管軼はもちろん鍾南山の名前も含まれていなかったため、ペイリスと管軼の間で「鍾南山のつぶれたメンツ」をめぐって口論にもなったという(6)。ちなみに、ペイリスの言い分としては、中国本土からのウイルス検体は、論文を準備する段階での予備的な実験で使っただけで、論文そのものには含まれていない（香港での感染者からの検体だけを使った）、という趣旨だった。この手の先陣争いでのトラブルはよくあることだし、主張の筋は通っているものの、研究者間の信頼関係という面では褒められたやり方ではない。

あくまで私の推測だが、当時の中国本土では、そうした最先端のウイルス研究を行うだけの設備も人材もなかったため、欧米の研究者とのコネクションのある香港大学では、中国本土の研究者は格下の「情報提供者」扱いだったのではないかと疑っている。また、その論文で謝辞が捧げられているWHO主導で作られた「SARS研究ネットワーク」には、そもそも中国本土の医師は含まれていなかった。

管軼は、中国江西省出身、米国で教育を受けた後に香港に戻ってきた研究者で、主に動物のウイルスの遺伝子研究を行っていた。これに対して、ペイリスは、スリランカ生まれでオックスフォード大学出身という（旧イギリス植民地香港らしい）経歴の持ち主である。新型インフルエンザに関するエッセーのなかで人類学者フレデリック・ケックは、ペイリスに関して次のように評

している。(7)

インド大陸出身のこの研究者に与えられた権威は、植民地的伝統の一環をなしている。イギリス人は、かつてインド人に警察の役割を担当させていたのだった。しかしこの権威は、「今日では」はるかに包括的な形態をとっている。WHOの先導のもとにグローバル化した専門家たちのネットワークに組み込まれているからである。

ウイルス拡大には国境はないが、ウイルス研究者には厳然とした国境と国境を作り上げた歴史がある。

新型肺炎コロナウイルス

科学(者)の政治学はこのくらいにして、ウイルスという「存在」の複数性についてもう少しくわしく見ていこう。

そのために、まずはウイルスの生物学について簡単に説明しておく。ウイルスは自分自身では増殖することはできず、他の細胞(宿主)の内部に入り込んで、その細胞を利用して自分自身を複製して増殖する。ある意味では寄生体だ。自分で増殖できず、種類によっては結晶になるので、ウイルスは生物なのか無生物なのかは、かつてさまざまに議論された。

ウイルスからみれば他の細胞の力を借りての増殖だが、その宿主となった細胞からみると異なる。ウイルス増殖は宿主にとって害（病気）となり得るからだ。そのとき、ウイルスは病原体と見なされることになる。なお、細かい用語法になるが、ウイルスは細菌ではないため「病原菌」でもない。

次に、自己増殖するウイルスがもっている遺伝子が何かについて、もう少しがまんしておつきあいいただきたい。人間の遺伝子はＤＮＡ（デオキシリボ核酸）で、それが二本ペアになった二重らせんに人間の設計図の情報が書き込まれている。そのＤＮＡから別の核酸であるＲＮＡ（リボ核酸）に遺伝情報がコピーされ、そのＲＮＡから人間の身体の部品となるタンパク質が作られる。いろいろと修正が加えられつつあるが、これが分子生物学の基本的な考え方（セントラル・ドグマ）だ。

さて、ウイルスの場合、その存在は自己増殖できない最小限の存在でしかないので、細胞とは違って、核酸とタンパク質だけでつくられた粒子（ヌクレオカプシド）が基本の単位だ。そして、ウイルスの遺伝情報を担う核酸はＤＮＡの場合とＲＮＡの場合がある。さらに、この基本単位ヌクレオカプシドに加えて周囲を取り囲む膜でできた容れ物のようなもの（エンベロープ）をもっているウイルスとそうでないウイルスがいる。

この四種類の分類（ＤＮＡかＲＮＡか、エンベロープを持っているかどうか）でいうと、新型コロナウイルス SARS-CoV-2 は、ＲＮＡウイルスでエンベロープ有という分類になる。

コロナウイルスと同じＲＮＡウイルスでエンベロープ有には、インフルエンザウイルス、麻疹ウイルス、ムンプスウイルス、風疹ウイルス、エボラウイルスなど数多くの病原体が含まれている。エイズの病原体であるＨＩＶ（ヒト免疫不全ウイルス）もこの一種だが、レトロウイルスという少し違う種類のものになる。

コロナウイルスはウイルスのなかでも核酸の量が多く、エンベロープを含めた全体のサイズが他のウイルスよりも大きいことで知られる。具体的には、直径〇・一マイクロメートル（〇・〇〇〇一ミリメートル）のボール状で、そこにドアノブのような形のとげ（スパイク）が多数ある。この形が「王冠（クラウン）」に似ているので、コロナ（ラテン語で王冠）という名前になったのだ（図３－２）。

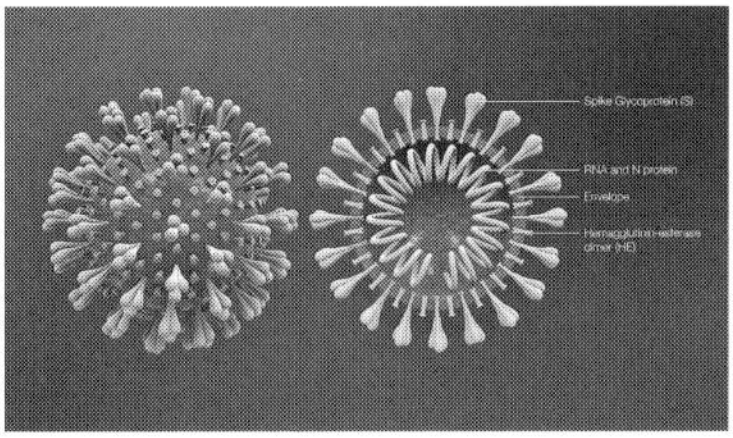

図3-2　（ウィキペディアより https://commons.wikimedia.org/wiki/File:3D_medical_animation_corona_virus.jpg?uselang=ja#file）

以上のとおり、生物医学的な分類について、かなりくわしく書いたことには理由がある。ウイルスはたんなる受け身の客体・対象ではなく、存在としてのコロナウイルスのもつ性質が、人間の側の対応のあり方に大きく影響するという点に着目しているからだ。この意味で、ウイルスは「主体」として人間に対しているとも表現できるだろう。科学哲学者ブルーノ・ラトゥール的な表現を使えば、人間もウイルスも互いに影響したり影響されたりする「存在」ないしアクターとしてネットワークを形成しているという視点である。

そうしたウイルスのアクターとしての作動もまた、本書の考えている感染症の生政治学の一部である。二〇二〇年五月時点でわかっていることについて、そのポイントをいくつか見ておくことにしよう。

なお、このCOVID-19のコロナウイルスが、元々は動物（コウモリ）の感染症の病原体であって、その突然変異によって人間にも感染し得る病原体になったという特性（人獣共通感染症（ズーノーシス））が、人間-動物-ウイルスのネットワークを前提としている状況については、第一章と第二章ですでに論じた。

アクターとしての新型コロナウイルス

第一に、コロナウイルスがRNAウイルスという存在であることによって、治療薬としての抗ウイルス薬の開発戦略が特定の方向に進められている状況が生まれている。つまり、COVID-19に対する抗ウイルス薬として、別の種類のRNAウイルス向けに開発された抗ウイルス薬が注目されているのだ。

日本では、日本で開発された抗インフルエンザウイルス薬ファビピラビル（「アビガン」）がよく知られて話題になっている。それ以外にも、エボラ出血熱の治療薬として開発されたレムデシビル、抗HIV薬であるロピナビル・リトナビル配合剤（「カレトラ」）も有望視されていた。これらのウイルスはすべて、コロナウイルスと同じＲＮＡウイルスである。

　こうした既存薬物が注目されている理由は、科学的というよりは実際的な理由の面が大きい。ゼロから新型コロナウイルスに対応した医薬品を研究開発することには研究経費も時間もかかるので、既存の同じ種類のＲＮＡウイルスに有効だった抗ウイルス薬を転用できれば有用かもしれないという見込みだ。だが、ウイルスの種類が異なっている以上、試してみないと効果があるかどうかはわからず、その有害作用も慎重に検討する必要がある。

　たとえば、日本発として国内で評価の高いファビピラビルも、抗インフルエンザ薬として一般的には使われなかった理由は妊婦へのリスク（胎児に影響する催奇形性）という重大な有害作用の存在であったことは見逃せない。

　薬事政策として見た場合は、巨大製薬企業のもつ既存の医薬品を転用するという戦略は、中長期的には、コロナウイルスに特化した治療法の新規開発に対してはマイナスの影響があり得る。市場の論理からみれば、既存の商品を手直しするだけで、国家による大量買い上げや備蓄で販路が確保されるわけだから、研究開発費用と時間をかけて新規治療を探すことは優先事項ではなくなる。むしろ、手持ちの医薬品がＣＯＶＩＤ‐19にも多少なりとも有効性をもつと示す臨床研究や増産に努力を注ぎ込むことのほうが効率的だ。

　さらにいえば、ＣＯＶＩＤ‐19の治療薬のグローバルな市場競争を避けるためには、コロナウイルスに特化した新規治療薬を開発する技術革新を遅らせるのが好ましいとさえも考えられる。

じっさいには、これまで新薬開発の例で考えれば、巨大製薬企業は、そうした新規医薬品のアイデアを持つベンチャー企業を買収することが多い。そうして、新薬開発を知的所有権によってコントロール下に置くわけだ。その上で自らの利害に合わせて開発スピードを調整し、研究開発が成功した場合には、既存薬売り上げとのバランスを考慮した上で市場に出すタイミングや販売価格を決定するので、事態は不透明で複雑なものとなるだろう。

最後に、忘れてはならないことは薬剤耐性をもつウイルスの出現というリスクだ。薬剤耐性とは、抗ウイルス薬のもとでウイルスがその状態に適応するように進化し、抗ウイルス薬の影響を受けにくい存在へと遺伝子が変化していくことを意味する。新型コロナウイルスそのものも、いま試験的に使われている薬剤に対して耐性をもつように進化していく可能性はもちろんある。とくに、薬剤耐性が起きやすいのは、薬剤の量が不十分だったり、その病原体に特化していない不適切な種類の薬剤が用いられたりした場合だと知られている。そうした場合には、病原体が死滅するには至らないで、突然変異によって薬剤耐性を持つ方向への進化が加速されるからだ。コロナウイルスに対して最適とはいえない既存薬剤を転用することは、その意味で、薬剤耐性を広げてしまうリスクが高い。

だが、より緊迫した課題となるのは、インフルエンザウイルスがCOVID-19肺炎治療に転用された抗インフルエンザ剤（たとえばアビガン）に対する薬剤耐性をもってしまう可能性である。

二〇〇三年のSARSパンデミックの場合、一九九〇年代には一％未満だったインフルエンザの薬剤耐性率が、二〇〇四年にはアジアでだけ一二％に跳ね上がる事態が起きた（アマンタジンに対する耐性）(8)。これは、ＳＡＲＳを恐れた人びとが、当時は市販薬としてアジアで広く簡単に購入できた抗ウイルス薬アマンタジンを（不必要に）服用していたからではないかと推測されている（日本でのアマンタジンは処方箋が必要な医薬品で、しかも抗インフルエンザ剤としてはほとんど使われていない）(9)。もし、中途半端で不十分な量の抗ウイルス薬を服用した人びとの体内にインフルエンザウイルスが偶然に侵入すれば、ウイルスが死滅することなく、抗ウイルス薬という環境への適応（薬剤耐性の獲得）に向けた進化が加速する。ＳＡＲＳパンデミックの際には、そうした事態が大規模に生じたのだろう。

この事実から考えれば、ＣＯＶＩＤ-19に効果があるかどうか未だわからない抗インフルエンザ剤をむやみに用いてしまうことは、インフルエンザウイルスが薬剤耐性を生み出すチャンスを与えているに等しい。そうなると、私たちは、将来現われるかもしれない新型インフルエンザに対する貴重な備えを失ってしまうことになるのだ。ただし、アビガンについては、薬剤耐性は生じにくいとはいわれている(10)（ただし、開発者の主張）。だが、生じにくいことは生じないことではない。ウイルスの進化を侮ることはできない。

あとは、ウイルスによる病気ではないが抗マラリア薬のクロロキンやヒドロキシクロロキン（「プラニケル」）も期待されている。だが、クロロキンについては、二〇世紀半ばに腎疾患に有効と信じられていたために広く使われ、日本では大規模な薬害事件を引き起こした過去がある。腎疾患に対する有効性は医学的に否定されたが、その有害作用として起きた不可逆的な網膜症（治療できず進行すると失明する）によって多くの被害者が生み出された。

第二に重要なのは、コロナウイルスのようなRNAウイルスにはDNAウイルスに比べて突然変異を起こしやすいという性質がある点だ[11]。これは遺伝情報をコピーして増殖を繰り返すときに、二重らせんである二本鎖DNAには存在するエラー修復機構が、一本鎖のRNAウイルスには存在していないことによる。このために、よく知られているとおり、RNAウイルスであるインフルエンザウイルスは突然変異しやすく、流行を繰り返す。いったん感染してそのタイプのウイルスに対する免疫が人間にできても、そのウイルスが突然変異してしまえば、また「新しい」ウイルスとして既存の免疫をすり抜けて人間社会に現われて流行するからだ。

コロナウイルスの突然変異のスピードは、インフルエンザウイルスよりは遅いようだ[12]。だが、二〇〇三年のSARS、二〇一九－二〇年のCOVID－19と突然変異から発生していることは事実だ。インフルエンザの例でもわかるとおり、ワクチン開発という予防戦略は、「同じ」ウイルスが感染流行を続ける場合には有効だが、同じウイルスが突然変異した「新しい」ウイルスとなると効果はなくなる。ワクチンによる予防がうまくいくかどうかの問題――いわばコロナウイルスの突然変異の気まぐれ――は、パンデミックの行く末に関わっているが、わかっていないことが多い。冬などに普通に見られる「鼻風邪」のかなりの部分はコロナウイルス感染症（SARS-CoV-2とは違うコロナウイルス）であることを考えれば、一度罹ったら――または一回ワクチン接種をすれば――、その後一生の間ずっと免疫で守られるのではない可能性もある。たとえば、同じコロナウイルス感染症であるＳＡＲＳについては、感染者の免疫が平均二年間は持続するが、三年目には低下してしまうとの報告がある。(13)

また、ウイルスの遺伝子コピー間違いが、次に偶然によってもう一度逆のコピー間違いが起きることで元に戻るという確率はとても低いので、コピー間違いの数は時間とともに一方的に増えていく。これは、次々に情報を伝えていく伝言ゲームでは、ゲーム参加者が多ければ多いほど伝達間違いが増えていくのと同じだ。そのため、この間違いの数やパターンをくわしく調べれば、ウイルスのいわば親子関係（系統樹）に沿って、どこからどこに伝播していったかの足跡をたどることができる。

最初にＣＯＶＩＤ－19のウイルスが発見されたとき、このウイルスの遺伝子がこれまで知られていた人間に感染するコロナウイルスの六種類（鼻風邪の原因ウイルス四種類とＳＡＲＳとＭＥＲＳ）とは異なるもので、むしろコウモリに感染するタイプのウイルスに近い遺伝子とわかったのはこの手法を用いたからだ。(14)さらに、この手法によってコウモリのコロナウイルスと人間のＣＯＶＩＤ－19のウイルスが分かれた時期を逆算すると、二〇一九年一一月から一二月と推定されており、武漢でのアウトブレイクの始まった時期とほぼ一致している。(15)

こうした手法がパンデミックに対して大々的に使われるようになったきっかけは、一九九七年から散発的にアジア各地で発生していると確認され、ニワトリから人間にも感染して死傷者がでていた高病原性鳥インフルエンザへの対策である。

もともと高病原性鳥インフルエンザは名前のとおり鳥のインフルエンザであって、渡り鳥によって運ばれ、集団飼育の行われている養鶏場などで蔓延することが多かった。だが、これもまたズーノーシスであるため、養鶏場職員など人間に感染する場合があり、その死亡率は五〇%以上だった。幸運なことに、これまでのところでは、鳥インフルエンザから直接に、人間から人間に感染の広がる新型インフルエンザの拡大が生じることはなかった。

だが、二〇〇三年以降、とくに流行が東南アジア一帯に広がった二〇〇五年から二〇〇六年にかけてはインドネシア、エジプト、中国などで総計数百名の感染者と一〇〇人あまりの死者をだした。日本でも、養鶏場での鳥インフルエンザ蔓延をめぐるパニック状況が見られた(16)。

こうしたリスク状況に対して、鳥インフルエンザウイルスの突然変異と世界各地への広がりをウイルスの遺伝子レベルでグローバルに監視するために作られたのが、二〇〇八年に立ち上げられた「インフルエンザ情報共有の国際推進機構GISAID(Global Initiative on Sharing All Influenza Data)」である(17)。これは各国の科学者がウイルスの遺伝子データを研究のため囲い込むことが、研究やワクチン開発の妨げになることを防ぐために、さまざまなデータ共有のルールを定めた上で科学者を中心にデータ共有をおこなう仕組みとして作られたものだ。

じっさい、自前の医薬品やワクチンの生産設備の貧弱な国々(たとえばインドネシア)は、自国で採取されたウイルス検体が先進国で分析された後に新しい治療薬やワクチンが開発されても、価格が高額すぎて自国では使用できなくなることを懸念していた（第七章参照）。つまり、知的所有権による遺伝子知識の囲い込みを防ぐグローバルで公平な枠組みが国際的にできない限り、巨大製薬企業や先進諸国による生物資源の一方的な搾取（バイオパイラシー）が横行する危険があるということだ。

ＧＩＳＡＩＤは、もちろんグローバルな貧富の格差そのものに手を付けるわけではない。だが、少なくともウイルスの遺伝子データに対して公共的にアクセス可能とすることを実現したことで、人類共通の知識であるべきウイルス遺伝子情報が私的に囲い込まれてしまわないようにする歯止めにはなっている。

たとえば、日本でも身近なところで、インフルエンザワクチンの開発にもＧＩＳＡＩＤの成果の一端は示されている。ＧＩＳＡＩＤはＷＨＯと協力して、鳥インフルエンザだけではなく、人間のインフルエンザについても、翌年の流行に備えて、事前にどのタイプのワクチンを生産するかを決める流行予測にも関わっているからだ。そして、二〇一三年からはＥＵと協力して、鳥インフルエンザでのノウハウを生かし、ズーノーシスから新しいパンデミックが起きないかの監視と予防にも関わっている。その枠組みのなかで、新型コロナウイルスについても、ウイルスの突然変異の量やパターンから見た系統樹が公開されている。

たとえば、そのウイルス系統樹を見れば（二〇二〇年四月）、米国での新型コロナウイルス肺炎の流行を引き起こしているウイルスは、中国やアジアから米国に入り込んだものと、いったん中国から欧州に拡大したウイルスが欧州経由で米国に侵入したものの二種類に大別できることがわかる。

さらには、こうしたデータを利用することで、ある地域内や院内感染で誰から誰に感染が拡大したのか、という経路を詳細に追うことも場合によっては可能となる。こうして生物医学の進展とともに、ウイルスの伝染経路に関しての高精細度の情報がわかってしまうことは、私たちの社会の価値観や倫理や責任の概念に大きな影響を与える。

正確な感染伝搬の経路を知ることは今後のパンデミック対策を立てる上でもちろん役立つ。それとともに、同じ知識は、人間の社会関係のなかに対応づけられた場合には、誰が誰に移したのかという伝染の因果関係を客観的に解明することをも可能とする。極端な例を除けば、誰しも病気を故意に他人に移すことはない。だが、因果関係が客観的に明確化されてしまえば、そして、もし軽症者からの感染で死者が出たという場合の個々人が同定されて明確化されてしまえば、その感染での因果関係のなかに道徳的な「責任」の要素を見ないことは困難だ。

最後に、コロナウイルスがエンベロープを持ったウイルス存在である点は、人間にとっての予防戦略を立てやすくしている性質でもある。エンベロープは細菌や人間の細胞とよく似た脂質膜でできているので、家庭での消毒や手洗いに使われる一般的な殺菌用の消毒薬（アルコールや石けん）に弱い。これに対して、エンベロープを持たないＲＮＡウイルスは消毒に対する抵抗性が高い。たとえば、急性胃腸炎（ひどい下痢と嘔吐）を起こすノロウイルスは、核酸とタンパク質だけの最小限のウイルスでエンベロープを持たず、次亜塩素酸ナトリウム（漂白剤の成分）や加熱によってしか確実には死滅しない。そして、こうした性質をもつからこそ、強い酸性で生き延び、過酷な環境である胃液のなかでも存在し続けて、胃腸炎を引き起こす病原体となっている。

もし、新型肺炎の病原体が、ノロウイルスのようにエンベロープを持たない存在であったとしたら、どうなるかは想像するのも恐ろしいほどだ。軽症者の自宅やホテルでの隔離の場合、一般的な消毒に抵抗するウイルスをコントロールすることは困難を極め、制圧は困難となって惨状がさらに広がっていただろう。

ウイルスの認識論

ウイルスの存在という論点から一歩進めて、その存在をいかにして人間は認識するのか、ということを考えてみよう。といっても、難しいことではない。当たり前のことだが、なんらかの生物医学的な検査を通じて、人間はウイルスの存在を認識する。そして、どういう検査手法によって認識され得るかは、人間が自由自在に決めることができるわけではなく、ウイルスという「存在」のあり方によって定まる側面が大きい。つまりは、存在と認識は相互的に作用するある種の円環構造となっているわけだ。

コロナウイルス検査——とくにＰＣＲ検査——については、日本で大きな議論となった。そのなかでは、たんに検査数の上限があるために十分な検査ができないだけなのか、検査できないことで故意に患者数を過小評価しているのか、検査できないことをゲートキーパー（門番）として用いて医療機関に患者が殺到することを防ぐ深謀遠慮なのか、などさまざまな解釈が生まれた。

ＰＣＲ検査によって、ＣＯＶＩＤ－19患者からコロナウイルスが発見されるという事態は、一見したところでは自明で平凡なことがらのように見える。が、感染症の生政治学という視点から分析してみると、ウイルスの生物医学的な「存在」は形而上学的な繊細さと神学的な意地悪さとにみちたきわめて奇怪なものであることがわかる。

ＰＣＲ検査の形而上学に入り込む前に、まずはウイルスの「存在」について医学史を迂回しておこう。

近代社会において、目に見えない病原体を認識する最も確実なやり方は、視覚の拡張つまりは顕微鏡によって「見ること」で確認する方法である。ただし、ウイルスに関してはこの「見ること」に最大の難しさがあった。なぜなら、肉眼の機能を拡張する光学顕微鏡ではウイルスを見ることはできないからだ（最大分解能でおよそ〇・一から一マイクロメートルが限界）。しかも、この限界はレンズの性能の問題ではなく、可視光線の性質（波長）そのものの限界なので、光学顕微鏡では越えることのできない壁だ。この限界を突破して「見ること」を可能としたのは、光のかわりに電子線を用いる電子顕微鏡の発明である。これは、レンズの代わりに磁場で電子線を曲げることを利用した機器で、現在では分子レベルの解像度に迫っている。この電子顕微鏡が発明されたのは一九三一年で、それから半世紀以上経った一九八六年には発明者の一人エルンスト・ルスカがノーベル物理学賞を受賞している。

ただし、認識論的にいえば、光学顕微鏡と電子顕微鏡の間には大きな断絶がある。肉眼と光学顕微鏡は「見ること」とその拡張として連続性があるが、電子顕微鏡で使われている電子線は人間の眼で感知できない。つまり、電子顕微鏡での「見ること」は、電子線によってできたパターンを人間にとって理解しやすいようにさまざまに加工して、最終的にできあがった可視光線域の画像を見るというくつもの工程を経た複雑な作業なのである。

さて、この電子顕微鏡でウイルスを「見ること」が可能となったのは一九四〇年である。米国ロックフェラー研究所のウェンデル・スタンリーがタバコ葉の病気であるタバコモザイク病の病原体を結晶化して、電子顕微鏡でウイルスが核酸とタンパク質からできていることを確認したのだ（一九四六年にノーベル化学賞を受賞）。

だが、医学史でいわれるウイルスの発見は一八九八年であって、スタンリーの業績より四〇年あまり早い。では、ウイルスはいかにして発見されたのか[18]。

一八九八年、病原菌学の祖ロベルト・コッホの弟子だったフリードリヒ・レフラーとパウル・フロッシュは牛の伝染病である口蹄疫の病原体について研究し、その水疱のなかの液体を、細菌を通さないほど目の細かい珪藻土を使った濾過器を通して細菌が存在しない状態とした後に、健康な牛に接種して口蹄疫を引き起こすことに成功したのだ。

これがウイルスの発見とされている実験だ。

レフラーとフロッシュの発見したような存在は、二〇世紀初頭において「濾過性病原体」と呼ばれていたが、一九三〇年代にはウイルスと呼ばれるようになる。このウイルスという語はラテン語の「毒液」に由来しているので、まさに当時としては固体ではなく液体の一種（ないし液体のなかの一成分）とまでしか言えなかったわけだ。毒力や病原性（ヴィルレンス：virulence）というのも同じ語源で現在も使われる用語だ。ちなみに、中国語ではウイルスはラテン語の意味に近い「病毒」なので、王冠の形をしたスパイクをもつコロナウイルスは「冠状病毒」となる。

電子顕微鏡の発明以前で、ウイルスの存在そのものは不可視なままに、たんに透明な液体にすぎないものが病原体として「存在」すると、なぜ研究者たちに受け入れられたのか。

それを理解するには、さらに時間を戻って一九世紀コッホによって確立された、病原体という存在を科学者コミュニティのなかで決めるルール（コッホの三原則ないし四原則）を見ておく必要がある。それは以下のようなものだ。

①その存在は、病者や病変のすべてに確認できるが、健康者では確認できない。
②その存在は病者から分離され、培養できなければならない。
③その存在を健常者（ないし動物）に接種すると同じ病変が生じなければならない。
④その存在は、人工的に接種された病者（動物）から再分離され、元の微生物と同一であると確認されなければならない。（この四番目はしばしば使われない）

ここで示された諸条件は、じつは存在するかどうかという存在論の問いに答えるものではなく、その存在が病原性を有するかどうか、つまり「病因」かどうかを確認するための手続きであることに注意しよう。いいかえれば、これは「特定の病気には、その病気の特有の病因があり、その病因によってのみその病気は引き起こされる」という特定病因論の要請を示したルールなのだ。

電子顕微鏡以前の濾過性病原体ないしウイルスという存在は、目に見える存在ではないにせよ、①と③（および④）を満たすことで、病因候補とみなされていたわけだ。なお、②の条件については、細菌ではないウイルスは培地では増殖できず、生きた生物や細胞のなかでしか増殖できないため、細菌学と同じルールを満たすことはできない。

さて、ここまでの議論をまとめよう。

ウイルスの物質としての存在は、電子顕微鏡によって二〇世紀半ばには可視的に確認できるようになった。それとは別に、ウイルスの病因としての存在は、コッホの原則を多少手直しすることによって二〇世紀初頭には確立されていた。

ここでも再び存在の複数性を見て取ることができる。ウイルスの存在は生物医学の内部においてさえも複数的であるのだ。

だが、日常の臨床検査である病者の体内にウイルスが存在するかどうかを確認するためには、こうした存在証明はあまり役には立たない。毎回のように大型設備である電子顕微鏡を用いるのは非現実的であり、ウイルスを分離した上で他の動物や細胞に接種して病因としての性質を確認することも、多大な労力と時間を要する。

じっさいに、こんにちの新型コロナウイルスの検査に用いられている方法はこのいずれでもない。次に、また別のウイルス「存在」へと向かおう。

存在か痕跡か、それが問題だ

ウイルスが人間の体内に侵入し、免疫系によって排除されるべき異物と見なされた場合、一部の白血球（マクロファージや好中球など）がウイルスやウイルスに感染した細胞を攻撃する（自然免疫）。だが、ウイルスに対する免疫システムによる身体の防衛反応としてもっとも重要なのは、それらとは別の白血球（B細胞）が、抗体と呼ばれる特別なタンパク質を作り出すことによる（獲得免疫）。この抗体は侵入したウイルスの特定の部位（抗原）と結合して、ウイルスの活動を止める働きを持っている。この免疫の仕組み（抗原抗体反応）そのものは、自己と他者の区別に関わる生物進化という面で非常に複雑で面白いのだが、ここではウイルスの存在を示す検査を理解するのに必要な点だけを見ておくことにしよう。

ウイルスの抗原に対する抗体は、感染の数日後から体内で作られ始め、およそ二週間後に最大となって、しばらくの間（ときには生涯）持続する。この抗体が持続している間には、そのウイルスで再び病気になることはない。そして、通常は、この抗体はその特定のウイルスにだけ結合し、他のウイルスとは結合しない。これがいわゆる「免疫」である。そして、実際には病気に罹らなくても、ウイルスの一部や弱毒化したウイルスを用いて同じ抗体を白血球に人工的に作らせるのがワクチン接種の仕組みである。なお、これはIgGと呼ばれる抗体の場合で、IgMの場合には感染後のおよそ一週間でピークに達して、その後に低下する。ここでは、IgGのことを考えていく。

そこで、この免疫反応を利用して、ウイルス感染症を診断する検査の手法としては次の二つの戦略が用いられている。

一つは、ウイルスそのものを病者の体内で探すのではなく、特定のウイルスに対する抗体が血液の中に存在すると証明する方法だ。そうすれば、そのウイルスが体内に存在していた、つまり感染していたと判断できることになる。したがって、過去のウイルスの痕跡をウイルスの存在と同じ意味とみなしているわけだ。これを抗体価測定法と呼んでいる。

この方法の利点は簡便なことで、電子顕微鏡の発明以前の二〇世紀初頭にはすでに利用可能となっていた技術だ。また、ウイルスの多量に存在する場所が体内でアクセスしにくい場合でも、血液検査だけでチェックできる。いっぽう難点は、ウイルスそのものの性質ではなく、ウイルスに対する人間の免疫系の反応を見ているので、感染後一から二週間しないと抗体が検査で確認できるほど十分には増加していないことである（つまり、早期診断には役立たない）。

もう一つは、抗体ではなくウイルスそのものを検出する方法だ。だが、この場合は、電子顕微鏡で見るわけではない。特定のウイルスに対する抗体を、感染者や感染させた動物の血液から抽出したり、現代であればバイオテクノロジーを用いて生産（モノクローナル抗体）したりして、事前に準備しておくことで検出する。あらかじめ準備したウイルス抗体に色素などで目印を付けておいて、咽頭ぬぐい液（鼻や口の奥の粘膜の液体）などの検体と混ぜれば、ウイルスは直接には見えなくても、抗原抗体反応を通じてウイルスの存在を確認できる。これを抗原検査法と呼んでいる。

現在、季節性インフルエンザの迅速検査に使われているのは抗原検査法だ（保険適用となって日本で普及したのは二〇〇〇年から）。鼻の奥に綿棒を入れて咽頭ぬぐい液を採取して、キットに入れると一五分くらいで、インフルエンザかどうか、インフルエンザの場合はA型かB型かを判定できる。ただ、この方法の難点は、ウイルス検出感度の問題である。

この方法が使えるのは、感染症のタイミングとして体外に多量のウイルスを排出する時期に限られる。そのため、抗原検査法でウイルスが確認できなくても、感染している可能性は否定できない。よく知られているのは、発病初期にはウイルスが少なすぎて検査では陰性となってしまうことだ。たとえばインフルエンザの場合、発熱などの症状が見られてから約一二時間（最低でも六時間）経過しないと、ウイルスが検出できないことが多い。また、回復が近づいている場合にも、ウイルスが減少していて検出できない。

そして、抗体価測定法と抗原検査法の両者に共通する問題点は、新しい感染症のアウトブレイクが生じた場合には対応に時間がかかることだ。なぜなら、事前にその特定のウイルスが同定されており、そのウイルスだけに反応する抗体やそれを検出できる試薬を大量生産できるよう準備が整っていなければ、検査キットを作成することはできないからだ。

いまＣＯＶＩＤ‐19で話題となっているＰＣＲ検査は、こうした人間の体内で自然に起きる免疫システム（抗原抗体反応）を直接的には使わずに[19]、ウイルスの核酸（この場合はＲＮＡ）を検出する方法である。その意味では、ウイルスの存在は特定の核酸の存在と同一視されている。なお、厳密にいえば、ＰＣＲはＲＮＡを検出する方法そのものではない。ＰＣＲは、ポリメラーゼ連鎖反応（polymerase chain reaction）の略語で、ある遺伝子の一部断片を人工的に増やす方法（クローニング）を自動化して効率的に行う手法を意味している。

発明者で一九九三年にノーベル化学賞を受賞したキャリー・マリス自身は、「ちょっとした道具」と呼び、ＰＣＲによって「仕事の時間は早く、手間は簡便になり、可能性の幅は拡大された」と表現している[20]。つまりは、ＰＣＲは実際に検査の対象となる遺伝子だけを検査の前に増やしておくことで、その遺伝子を見つけやすくする（感度を上げる）手法なのである。とはいえ、抗原抗体反応による抗原検査やウイルス遺伝子をそのまま検出する検査に比べれば、感度が飛躍的に増大したことはいうまでもない。ただし、ＰＣＲの手間は以前の遺伝子クローニングに比べれば簡便ではあるものの、迅速検査キットのようにベッドサイドで簡単に行えるものではない。複雑になってきたのでここまでをいったんまとめよう。

実験室におけるウイルスの「存在」は、電子顕微鏡で確認できる物質としてのウイルスであったり、感染実験で確認できる病因としてのウイルスであったりした。そして、臨床の場で病気を引き起こす病因として検査で確認できるウイルスの「存在」とは、ウイルスの存在の痕跡（抗体）であったり、ウイルス抗原の存在であったり、ウイルス遺伝子の存在であったりする。

ここで、抗体価測定法とウイルスの存在の有無を調べる検査（抗原検査法やPCR検査）の違いを確認しておこう。

ウイルスの存在を調べるウイルス抗原や遺伝子検査で、ウイルスが検出されないという状態は次の四つの状態を意味しており、それらを区別することはできない。第一に検査の誤差や欠陥でウイルスは身体の中に存在していたのに検出できない状態、第二に感染初期でまだウイルス量が少なすぎて検出できない状態、第三に感染症の治癒後でウイルス量が少ないかゼロになった状態、第四にウイルス未感染の状態、である。どんなにうまく検査法を開発しても、この一の場合を完全にゼロにすることはできない。一〇〇％があり得ないのは、どんな検査にもあてはまることだ。

抗体価測定法をうまく利用すれば、この二、三、四の場合を理論的には区別することができるという利点がある。そして、一から二週間の間を空けて二回の検査をすれば良いからだ。第三の場合のように感染したことがあれば抗体価検査は二回とも陽性となる。第四の場合のように未感染であれば抗体価検査は二回とも陰性となる。そして、第二の場合のように感染初期であれば、一回目は陰性で二回目は陽性となるだろう。

また、抗体価検査の陽性にはさらに重要な意味がある。それは、抗体が十分に存在する人は同じウイルスに感染する可能性が低いことがあるからだ。

ウイルスそのものを見つける方法（抗原検査法やPCR検査）は、一見有用そうなものの、実際には使い道は限られている。

不顕性感染

生物医学におけるウイルスの存在が複数であっても、それらがおおむね一致しているのであれば問題はない。だが、実際には、すでに一九二〇年代から、病因としてのウイルスという存在とウイルスの痕跡という存在（抗体価）の間には重大なずれがあることが知られ始めていた。それはウイルスの感染があったことは確かだが、臨床的には症状がまったくない「不顕性感染」とか「無症候性感染」という存在の発見である。

たとえば、天然痘や麻疹であればウイルスが感染した人びとのほぼすべてが臨床症状を示して発病する。この場合には不顕性感染はほとんど存在しない。これに対して、小児麻痺の原因となるポリオの場合には九割以上が不顕性感染であって、感染してもほぼ無症状である。だが、ときに無症状であってもウイルスは体内に存在するため、そのウイルスを他者に感染させてしまうという場合が存在する。こうした人びとは、感染症の「キャリア」と呼ばれる。

こうした現象が示しているのは、病原体の存在と病気とが一対一で対応するという特定病原論

（コッホの原則に代表される）という仮説の限界である。さらには、臨床的な意味での病気と生物学的な意味での感染とのずれが、不顕性感染からの感染拡大の可能性という形で問題化したということだ。

ＣＯＶＩＤ－19の場合でいえば、この不顕性感染がどの程度の割合であるのかは、二〇二〇年五月現在ではわかっていない。さらに、不顕性感染の人びとがいつまで他者に感染させる可能性があるのかについてもわからない。

ＰＣＲ検査は検査した時点でのウイルス遺伝子の存在を探し出す検査であるので、ＣＯＶＩＤ－19や新型コロナウイルスの感染症の全体像をつかむには不向きだ。ＰＣＲ検査でＣＯＶＩＤ－19と確認された患者数以外に数多くの不顕性感染の人びとが存在する可能性はある。

まったくの不顕性感染の人びとはそもそも自分が病気とは考えないので、ちょうどウイルスに感染して多量のウイルスを排出しているタイミングで偶然ＰＣＲ検査を受けて陽性と判定されることは考えづらい。また、どんなにＰＣＲ検査の感度が良くても軽症者や回復者は、すでにウイルスの排出されない状態になっているため、ウイルス遺伝子陰性になる。今後、簡便で精度の高い抗体検査キットが開発され、症状の有無にかかわらず、そのコミュニティの大多数の人びとに抗体価測定を行うことができたならば、新型コロナウイルスによる感染症の全容がつかめるかもしれない。

容易に想像できることだが、不顕性感染の割合の高いウイルス感染症の場合には隔離・検疫などの社会距離の手法だけで感染症を押さえ込むことは極めて困難だ。感染者と未感染者が直接に接しないようにどんなに努力しても、臨床的な症状がない不顕性感染の人びとを発見して隔離することが困難だからだ。不顕性感染の場合には、症状がない以上は自己申告や体温検査で見つけることができず、何らかのウイルスや抗体の検査をして初めて感染者であって他者に感染させるかもしれない、ということが判明する。

二〇〇三年のＳＡＲＳの場合、いったんは世界各地に感染が拡大しながらも封じ込めに成功したのは、この不顕性感染が少なかったためと考えられている。ＳＡＲＳウイルスに感染した人びとの多くは高熱という症状を示したため、感染者と未感染者を見分けるのが容易だったのだ。

不顕性感染という問題が提起しているのは、感染症という病気の「存在」とは何かという中心的問いだ[21]。そこには、人間が病むことで経験する症状や主観的な苦しみという側面と、医療機関での検査によって確認されるウイルスの感染という側面の二重性がある。しかも、その二つはぴったりと重なり合うわけではなく、後者の「存在」は人間の経験する病気を超えた広がりをもち、検査という方法論の違いによって、抗体の存在なのか、ウイルスの存在なのか、ウイルス遺伝子の存在なのかによって異なるものとなる。

同時に、不顕性感染という問題は、病者のもつ二重性――病む者としての存在と人びとに感染を拡げる感染源という存在――の後者を際立たせる。

感染源としての病者が、たんなる病者ではなく「悪」の象徴まで高められたケースが、二〇世紀初頭の米国での「チフスのメアリー」だ[22]。ただし、腸チフスはウイルスではなく、チフス菌という細菌による病気である。

腸チフスの健康保菌者だったメアリー・マロンは、不顕性感染のまま胆のうのなかにチフス菌をもっていた。その菌は便にときどき排出され、ニューヨークで住み込み家政婦だった彼女の勤め先の家庭には次々とチフスが発生していた。彼女を追跡していた公衆衛生当局は、彼女を拘束して、一九〇七年に伝染病院へと隔離する。その後、彼女はいったん解放されるが、一九一五年に再び拘束され、一九三八年に死亡するまで残りの人生を隔離下で過ごした。本人は健康だったが「社会防衛」のため自由を奪われた彼女は、公衆衛生当局の発表から作り出された感染症の物語のなかでは「毒婦」となり、マスメディアでは病原菌をまき散らす悪の象徴として扱われた。

病気への恐怖が病者への恐怖へとすり替わり、病原体ではなく病者が社会から排除される事態は、現代のＣＯＶＩＤ－19をめぐる社会現象としてもしばしば見られた。次の第四章では、感染源としての病者がどのように描かれるかを、さらに分析していくことにしよう。

注
（1）https://www.who.int/csr/don/12-january-2020-novel-coronavirus-china/en/
（2）Lu et al., 2020
（3）Zhu et al., 2020

（4）Peiris et al. 2003
（5）グリーンフェルド、二〇〇七、下巻五‐七頁
（6）グリーンフェルド、二〇〇七、下巻八九‐九二頁
（7）ケック、二〇一七、六一頁
（8）Bright et al. 2005
（9）Guan and Chen, 2005
（10）白木、二〇二〇
（11）ホランド、一九九九
（12）https://www.livescience.com/coronavirus-mutation-rate.html
（13）Wu et al. 2007
（14）Lu et al. 2020
（15）Volz et al. 2020
（16）美馬、二〇〇七、第二章
（17）https://www.gisaid.org/epiflu-applications/next-hcov-19-app/
（18）川喜多、一九七七、下巻一一四二‐一一五九頁。
（19）ＰＣＲで核酸を増幅した後にハイブリダイゼーション法で定量化する際には、免疫反応を利用したプローブを用いる場合がある。その場合には抗原抗体反応を用いていることになるが、たんに放射線標識法などと交換可能な手法の一つとして用いており方法論的な位置づけが異なる。
（20）ラビノウ、一九九八、二四九頁
（21）さらに、不顕性感染は、ウイルスが人間にとって有害なだけではないことを意味しており、ウイルスと人間の間の共生や共進化をも示唆している。

(22) チフスのメアリーについてはLeavitt (1996) がくわしい。日本語では、美馬(二〇〇三、後に二〇〇七に収録)および金森(二〇〇六)がある。

第四章　感染源の図像学——クラスター対策とスーパースプレッダー

病気と逸脱

イギリスの小説家サミュエル・バトラーの『エレホン』——この国名はnowhere（どこにもない）の並べ替え——は、イギリスとは価値があべこべになった異国エレホンの見聞記の体裁をとったユートピア／ディストピア物語である。たとえば、エレホン国には、病気に関して次のような風習があるとされている。(1)

人が七〇歳以前に不健康に陥り、或は何かの異状が出来、或は何とか体の具合が悪かったりしたならば、陪審員の前で裁判を受け、有罪と決ったら、その症状に応じて多くは或は少く激しく公衆の軽侮に曝され、刑罰を執行される。（中略）併し人が手形を偽造するとか、自分の家に火をつけるとか、暴力で人の物を奪るとか、其の他我々の国で犯罪になるやうなことをした

場合には、病院に入れられて公費でもって非常に注意深い看護を受ける、（省略）

じつは病者が罰せられ犯罪者が治療される社会というエレホン国の姿は、社会学での「逸脱」理論からみればそう奇妙ではない。もともと医療社会学の根本的問いの一つとは、なぜ病者と犯罪者で社会による扱いが異なっているのか、という点にあったからだ。病者と犯罪者は、どちらも社会の「正常」から外れた逸脱である点では共通している。周囲の多くの人が同意する社会規範に従っておらず、周囲の人びとがその人に対して期待している社会的な役割を果たしていない状態になっているからだ。

医療社会学の創始者の一人である米国の社会学者タルコット・パーソンズは、「病気とは、人間個人の生物学的体系としての有機体の状態とかれの個人的・社会的な調整の状態の双方を含む、全体としての人間個人の「正常な」機能作用の攪乱状態である」と定義している(2)。これは、病気には、心身の不調という生物医学的な意味だけではなく、健康で「正常」な生き方とは何かについての社会的な意味や価値観も反映されているとの指摘だ。健康と病気という問題は、生物医学の医師たちだけに任せておくには大きすぎる問題なのだ。

社会学の視点からいえば、健康であるということは、自分の属する社会の一員としてそれなりの秩序を守って「正常」に行動することの前提条件となる。逆に健康でない状態すなわち病気であるということは、通常の社会的役割（たとえば労働者や学生など）を果たすことのできない状態として、逸脱の一種となる。なお、これは社会での「正常」から外れているという社会的な事態を指しているだけで、生物医学的な心身の状態の判断でも、善悪という道徳的判断でもない。

その社会の大多数の人びとが適切な社会的な役割を果たして逸脱しないことが、社会秩序が安定して存続することを可能としている。したがって、秩序が保たれているということは、逸脱した人びとをうまく管理し、正常と逸脱の境界を設定し、社会から排除したり、正常な役割遂行の方向へと導いたりする社会統制（社会コントロール）の制度が存在し、機能していることを意味する。

病気を治すという生物医学的な次元とは重なりつつも、それとは別の社会的な次元で、医療は秩序を維持する社会統制の制度の一つとして機能している。そのため、診察室での医者と患者の人間的な出会いから出発していくら考えても、社会のなかで実践されている医療という制度のリアルな全体像はみえてこない。この社会統制としての医療という見方は、医療社会学のもたらす重要な教訓だ。

さて、社会の規範から外れているという点では共通する逸脱者が、どのようにして社会統制の制度の下に管理されるかには違いがある。自らの意志で逸脱した人びとは「犯罪者」として監獄という社会統制の対象となり、自分の責任でなく逸脱した人びとは「病者」として病院や精神病棟という社会統制のもとに置かれる。これは、近代社会が、主体としての個人とその意志や責任を、法や道徳を組み立てる中心軸にしているからだ。近代社会での支配的な価値観では、病気になることは自然科学的に説明可能な現象で、病気になるかならないかには運の要素が大きく、個人の意志や責任の影響は少ないと見なされている。病気は医学の対象であって道徳の対象ではないとの原則には、もちろん例外は数多くある。だが、少なくとも、近代社会では、病気が宗教的・道徳的な罪に対する神罰と同一視されることはない。いっぽう、エレホン国では、病気は不摂生だった本人の責任とされ、犯罪は（本人には責任のない）気の迷いか社会環境の結果から生じたとされている。

だが、病者と犯罪者という二つの逸脱の間には連続性もまた存在している。だから、エレホン国でなくても、病気になる原因を自分で選び取ったと見なされた病者は、犯罪者と同様の道徳的な非難の対象とされることがある。この傾向が強くなるのは、喫煙者の肺がんや肥満者の心臓血管系疾患など、生活習慣と関連しているとされる病気の場合だ。それとは逆に、犯罪に関して、本人の責任として非難することは不適切とされる場合もある。たとえば、犯罪が精神障害と結びついているとされた場合には、その犯罪者は、処罰ではなく精神医療の対象とされる。また、犯罪の背景に貧困や過酷な生育歴などがあった場合には、処罰よりも教育と更生が重視されることもある。

犠牲者非難の二つの形

病者本人を病気になった原因を生み出した責任者として道徳的に非難することを、医療社会学者ロバート・クロフォードは「犠牲者非難イデオロギー」と呼んでいる。(3) 犠牲者非難が行われるのは、もちろん病気の場合だけではない。たとえば、犯罪被害者の場合でも、スリや置き引きにあった際に本人の不注意が非難されたり、女性への性犯罪の場合には被害者である女性自身の服装などに性犯罪を誘発する原因があったと非難されたりすることがある。

ＣＯＶＩＤ－19の場合、日本では、二〇二〇年三月に海外旅行から帰国後に感染が判明した人びとは、あたかも病気に感染したのは故意であるかのように扱われ、激しい非難を受ける場合があった(4)。さらに、本人だけではなく、所属している企業や組織にまで嫌がらせや脅迫じみた内容のメールや電話が殺到したケースもあった。これは本人自身の病気を引き起こした原因が本人の行動（この場合は海外旅行）にあったという犠牲者非難である。

もう一つのタイプの犠牲者非難は、人から人に感染する伝染病の病者の場合だ。病気の犠牲者であることが非難される点は共通だが、病気になったことの責任ではなく、他人に感染させた責任が道徳的に非難される。日本でのＣＯＶＩＤ－19の場合、ある大学生が三月末に海外旅行の後に発症し、感染がわかる前に卒業祝賀会やイベントに参加していたことで、多くの人びとに感染させたとして、マスメディアで大きく取り上げられた（図４－１）(5)。大学にも多数の脅迫電話がかかるなど、特定の感染者を、不幸にして病気に罹った被害者や病気の犠牲者として扱うのではなく、一方的に「感染源」つまり他者を傷つけた加害者として扱うバッシングだった。

感染症がどう広がっていったかの感染経路を知ることは、感染の拡大予防には有用かもしれない。だが、ウイルスの拡散する感染経路とは、人間の社会においては誰が誰に移したのかという

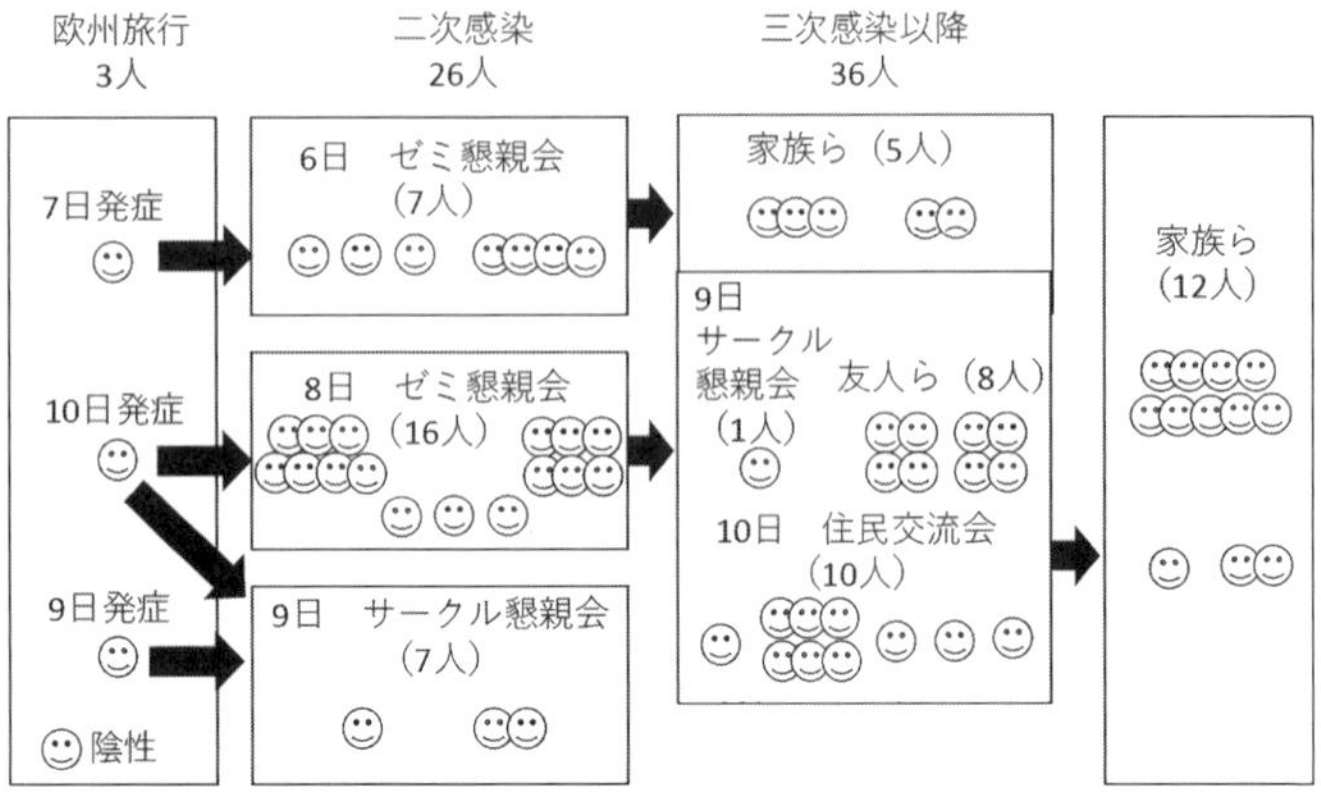

図 4-1　海外旅行の大学生らからの「クラスターの表象」
欧州旅行帰国後日数を示す（朝日新聞 2020 年 4 月 9 日から作成）

因果的な関係性となる。そのとき、病原体の移動や拡大は、加害と被害という社会的な人間関係に容易に横滑りしていく。そして、病者集団は感染の時間的前後関係に基づいて道徳的に分類され、そのなかの一部は他者に危険をもたらした感染源とみなされることになる。

二〇二〇年三月から四月の日本で、COVID‐19に対する公衆衛生的な施策の一つの中心として位置づけられていた「クラスター対策」は、「クラスターつぶし」などとも言い換えられていたとおり、生物医学的な対策だっただけではなく、クラスターを引き起こした原因とされた空間や人間を「悪」や「病魔」とみなして排除する道徳的な対策としての側面を色濃く持っていた。

病気を排除するために病者を処罰しようとする犠牲者非難イデオロギーは、人びとを病気の予防へと動機付け、伝染性の病気であれば感染拡大させない自粛への行動変容を生み出すのだろうか。少なくとも病者を道徳的に非難する人びとはそう信じているようだ。だが、感染症対策の歴史は、そうした考えが誤りであることを繰り返し証明してきた。犠牲者非難イデオロギーは、病気そのものへの恐れよりも、「病者となること」つまり社会的に病者として名指されることに対する恐怖をかき立てるからだ。そのとき、病者は自分が病気であることを他者に知られないようにするための努力をする。

感染者を排除やそれ以上の脅しによって扱うことは、問題を「地下」に潜らせ、教育への努力と検査体制を損なってしまう。したがって、ウイルス感染者を社会がどのように扱うかは、私たちの基本的な価値観を問い直すことであるとともに、国全体での感染コントロール戦略が成功するか失敗するかも決めるだろう。(6)

エイズとＨＩＶ感染を制圧する国際的活動に人権の価値を根付かせる上で指導的な役割を果たしたジョナサン・マン博士が、一九八七年の第四二回国連総会で、ＨＩＶについて語った言葉は、ＣＯＶＩＤ－19にも当てはまっている。

クラスター対策という犯人捜し

感染症の対策には、治療に利用できる薬物の研究開発、予防に役立つワクチンの研究開発、それに感染の広がりを押さえ込む公衆衛生的対策の三つの手法がある。いま世界を席巻しているCOVID－19のように薬剤もワクチンも存在しない段階では、公衆衛生的な対策が感染症コントロールの中心となっている。

公衆衛生的な対策には、個人レベル（手洗いや咳エチケットやマスク）、環境レベル（部屋の換気や周囲の消毒）、社会レベル（社会距離を広げる、旅行や移動を減らす）がある。クラスター対策は社会距離による感染症対策の一つだ。なお、それ以外の社会距離の手法については、隔離・検疫を中心に、学校・職場での対策や公的場での集会禁止などを第五章で論じる。

日本政府が重視しているクラスター（患者集団）対策は、積極的疫学調査による「接触者追跡」すなわち感染者との接触者を追跡して感染の可能性のある人を探すことを指している。日本公衆衛生学会感染症対策委員会の資料「クラスター対応戦略の概要」（三月一〇日暫定版）には次のように書かれている。(7)

孤発例はどこかに隠れたリンクがあり、クラスターの一部を形成していると考えて調査を進める必要がある。そのためには、特に地域で複数の感染例が見つかった場合に、共通の感染源を後ろ向きに探していく作業が何よりも必要である。

一言でいえば、ＣＯＶＩＤ‐19の患者を一人見つけたら、その人を出発点（発端者）にして時間的にさかのぼり、誰にウイルスを移されたかを徹底して調べ上げる戦略だ。ちなみに、一般的には、この接触者追跡には二つの方向性——時間軸での前向きと後ろ向き——での追跡が含まれている。先の引用に示されているとおり、日本のクラスター対応戦略で重視されているのは後ろ向きの（過去に遡る）追跡の方である。

前向きの場合には、発端者の症状が出てから（あるいは潜伏期に）接触した人びとを探し出して、感染のリスクを判断した上で、発熱などの症状がないかどうかについて注意を喚起したり、感染の可能性が高ければ検査をしたり、必要なら治療をしたりする対策になる。この前向きの追跡の場合には、接触者として追跡することが感染者の早期発見に結びつく可能性があるので、その本人にとっても、それなりの益はある。「それなり」でしかないのは、確立された決定版の治療方法のない二〇二〇年五月の状況では、早期発見にどれだけの（本人にとっての）有益性があるかは不明だからだ。そもそも、もし感染しても症状がなかったり、軽症だったりすることが大多数なのだとすれば、血眼になって感染者を探し出すことの優先度は低いだろう。多くの人びとの生命を守るには、人口全体での感染者捜しよりも、重症になりやすい人びと（持病のある人や高齢者など）の体調へのきめ細かい見守りを提供する方がより優れた手法といえるかもしれない。

いっぽう、後ろ向きの接触者追跡は、追跡される本人にとっての益はほぼない。発端者よりも時間的に前に感染している人びとを調べようとするのだから、早期発見とはならないからだ。もし、すでに肺炎を発症しているのならばすでに医療機関を受診している可能性が高い。とくに健康問題を自覚していないとすれば、軽症や無症状のままであるか、そこからすでに治癒したか、のどちらかということになる。つまり、この手法の目的は、個人の病気の治療ではなく、人口集団としての社会防衛のために感染の経路を知って拡大を予防することなのだ。こうした公衆衛生的な手法は、医療の一部として行われているが、「病者が健康回復のために診療を受ける」という意味での診療とはまったく異なっており、社会を防衛するための医療なのである。

さらに、誰が誰に移したかをたどっていくことは、たんに生物学的な意味をもつだけではなく、他の人に感染させて感染源となった患者に対する差別や道徳的な非難に繋がりやすい。人から人への感染は、ほとんどの場合、責任を問うことのできる故意の行為によるものではなく、本人も感染している自覚がないままに起きているはずであるにもかかわらず、そこに加害と被害という意味付けが容易に入り込む。ウイルスがある宿主から別の宿主へと感染したとの生物学的事実は、ある宿主（人間）が十分に注意しなかったために別の人間に感染させた、そして感染させた人間はその不注意についての責任があり非難されるべきだという「感染症の物語」に読み替えられる。その延長線上にあるのが、エレホン国での患者裁判だろう。

犠牲者非難イデオロギーと結びつきがちな接触者追跡は、世界的には公衆衛生的な手法として評価されていない。たとえば、ＷＨＯの新型インフルエンザ対策の文書（二〇一九年）では、次のように否定的に記されていた。

積極的な接触者追跡は、有用という明確な証拠はないため、WHO加盟国のほとんどにおいて推奨されない。特定の場所で特定の状況の下では、疾病の性質に関する情報収集、症例の同定、孤立したコミュニティでのごく初期段階で感染の拡大のスピードを落とすために、考慮することは可能である。


インフルエンザとCOVID-19は潜伏期間や症状の持続期間で違いがあるため、直接に比較することに限界はある。だが、ここで懸念されているのは、どんな感染症対策にも共通する倫理的な側面である。感染源の「犯人」探しになりかねない接触者追跡は、個人のプライバシー侵害や感染者に対する差別を引き起こしやすい手法であるため、生物医学的に有用かどうか以前の前提として倫理的に容認できないということだ。なぜなら、クラスターを生み出した感染源の病者を後ろ向きに突き止めていく接触追跡を個別に行えば、発端となった感染者の個人情報が周囲の人びとに伝わることは避けられないからだ。

さらに、クラスター対策が生物医学的に有用になり得る場面は限られている。それは、国境検疫のしっかりした閉鎖的な国家で、しかも感染症の流行のごく初期の段階においてだけだ。たとえば、外国からの入国者や帰国者の少人数が検疫をすり抜けて入国してしばらくして発症した、という状況であれば、後ろ向きに接触者をたどって中国など国外にまで感染源を追うことができるかも知れないだろう。

だが、感染が拡大し始めた時期で、感染経路不明の病者が大都市で頻発している段階では、こうした手法はほとんど意味をもたない。人数の増え始めた患者に対して、公衆衛生や医療専門家が一人一人詳しい聞き取り調査をして、最大の潜伏期間から考えて二週間前までの行動パターンをチェックして、接触者を探し出して、さらに聞き込みを続けることは、多くの国では現実的ではない。これは労力がかかるばかりで割に合わない医療資源の浪費になりかねない。また、本人には症状のない不顕性感染の多い病気の場合には、感染しているかどうかを判断するには、問診だけでは十分でなく、血液や咽頭ぬぐい液の検査を行って感染の有無を確認する必要性が出てくる。

これらは、接触者追跡がコストとして実行可能かどうかという問題だが、その前提として接触者追跡という手法がその社会のなかで受け入れられるかどうかの問題がある。犠牲者非難の対象になったり、差別されたりする病気の場合であれば、プライバシー権が尊重されない公衆衛生的な介入については、病者本人が「病者」と名指されることを恐れて、受診や協力をしなくなることがあり得る。つまり、接触者追跡は、プライバシー権や医療者の守秘義務が重視されて病者の人権に配慮する価値観をもつ先進諸国では受け入れられにくく、医療従事者不足で医療資源の不十分な発展途上国では実行不可能ということだ。

新型コロナ肺炎に関する中国とWHOの共同特別レポート（二〇二〇年二月一六－二四日）には、こんな一節がある。

中国では政策として、COVID－19に関して細心の注意を払った上で症例および接触者の同定を行っています。たとえば、武漢では、一八〇〇を超える疫学者のチーム（一チームあたり最低五人）が一日に数万人の接触者を追跡しています。接触者のフォローアップは骨の折れる作業であり、濃厚接触者は高い割合で医学的な経過観察を完了します。(8)

積極的な接触者追跡は、患者の人権に配慮する価値観をもつ先進諸国では受け入れられにくく、医療資源の不十分な発展途上国では実行不可能であるが、中国においては大規模に実行可能だったということを意味している。

報告書には、続けて、こんな実例が数字とともに挙げられている。

二月一七日現在、四川省では、二五四九三人の濃厚接触者のうち、二万五三四七人（九九％）が追跡され、二万三一七八人（九一％）が医学的な経過観察を完了しています。濃厚接触者の中で〇・九％がCOVID－19に感染していることがわかりました。

中国政府の発表する統計数値の信頼度をどう見るかという問題はあるものの、一〇〇%を目指す徹底した接触者追跡が行われたことは確かだろう。そして、徹底した接触者追跡が可能になる社会とは、徹底した監視が常時行われている社会である。この数字には少し恐怖を感じないだろうか。

日本でいうクラスター対策すなわち接触者追跡はパンデミック対策としてどのくらい有効か、この問いに明確な証拠を出して答えることは難しい。なぜなら、接触者追跡だけが行われた例はなく、それ以外にも、感染者の隔離、感染リスクのある濃厚接触者や帰国者への検疫、休校、外出制限、店舗の閉鎖、公共の場所での集合の禁止などさまざまな社会距離の手法が複合的にとられ、感染拡大を抑制できていると考えられるからだ。

とりわけ、感染拡大を抑える上で重要だったと考えられるのは、二一世紀に入ってからの感染症アウトブレイクを国家レベルで制圧した経験だ。台湾やシンガポールは二〇〇三年のSARSのアウトブレイクから学んで、感染症対策のシステムを作り上げてきた。また、中国の公衆衛生システムもSARS以降に急速に近代化して効率的なものとなったとされる。韓国の場合は、二〇一五年に同じコロナウイルス感染症のMERSで感染拡大とパニックが起きた経験から感染症に対する公衆衛生的な制度を再構築している(9)。

その意味では、医療従事者の動員、アウトブレイクに対応した検査と診療の適切な再配置、住民への情報提供などパンデミック全般に対応可能な公衆衛生システムを構築し、それらがしっかりと機能した結果としてCOVID－19にも早期に対応できたとも考えられる。

ただし、シンガポールについては状況が変化していった。三月の段階では、シンガポール政府は、デジタル署名されたデータを一元的に管理する「スマート・ネーション・イニシアティブ」を利用した電子的な監視で新型コロナ肺炎を効率的に封じ込めることに成功したと誇っていた。だが、四月になってからは、外国人移民労働者を中心に感染拡大が広がっていった。

クラスターと三密

感染源をたどり感染経路を把握することで感染症のアウトブレイクを制圧する接触者追跡は、病原体を排除すべき敵と見なす単純でわかりやすい対策だ。だが、実際に追跡されるのは、病原体そのものではなく人間であり、そこには犠牲者非難イデオロギーが暗い影を落としている。

本書では、COVID－19をめぐる接触者追跡について、過去と未来の二つの方向に向けてさらに考察したい。過去というのは、歴史を少し遡って、感染源とされた感染症患者がどのようにイメージされ、感染の経路がどのように描き出されてきたかをたどることだ。これは、本章の後半部分でのテーマとなる。

もう一つは、非常事態のなかで導入が進みつつあるデータを通じた監視（データヴェイランス）が、どのようなアフターコロナの社会へと受け継がれていくのか、という未来の問題だ。この後者についてはフーコーの監視に関する議論（第六章）を踏まえた上で考察することにしよう。

日本でのクラスター対策は、一つの仮説に基づいている。日本公衆衛生学会感染症対策委員会の資料（三月一〇日暫定版）によれば、その仮説は下記の通りだ。

通常の感染者の多くはほぼ二次感染者を生み出さないが、感染者のごく一部が二次感染者を数多く生み出すという、いわゆるクラスター（患者の集積）の発生が、流行につながっていると考えられる。

ここで想定されているのは、多くの場合には一人の感染者が他者に移す可能性はゼロ近くだが、少数例では五や一〇を越える数字の人数になるという大きなばらつきのことだ。こうしたパターンそれ自身は、自然界や経済現象には極めて多くみられ、べき乗分布とかパレート分布と呼ばれる。よく知られている例では、世界人口の所得の分布がごく少数の金持ち（国家予算に匹敵する）と大多数の貧者に分かれていることと同じパターンだ。(10)

こうしたクラスターの発生を予防することで感染拡大を防ぐことを目指して、大々的に宣伝されているのが「三密」――換気の悪い密閉空間、人びとの密集、密接した近距離での会話や発声――を避ける行動という指針だ。咳による飛沫や会話による唾液の小さな水滴、あるいは身の回りのものに触れることで感染すると考えられている以上、ある程度以上の人数が身体的に近接し合うことが感染の前提条件となることは当然だろう。

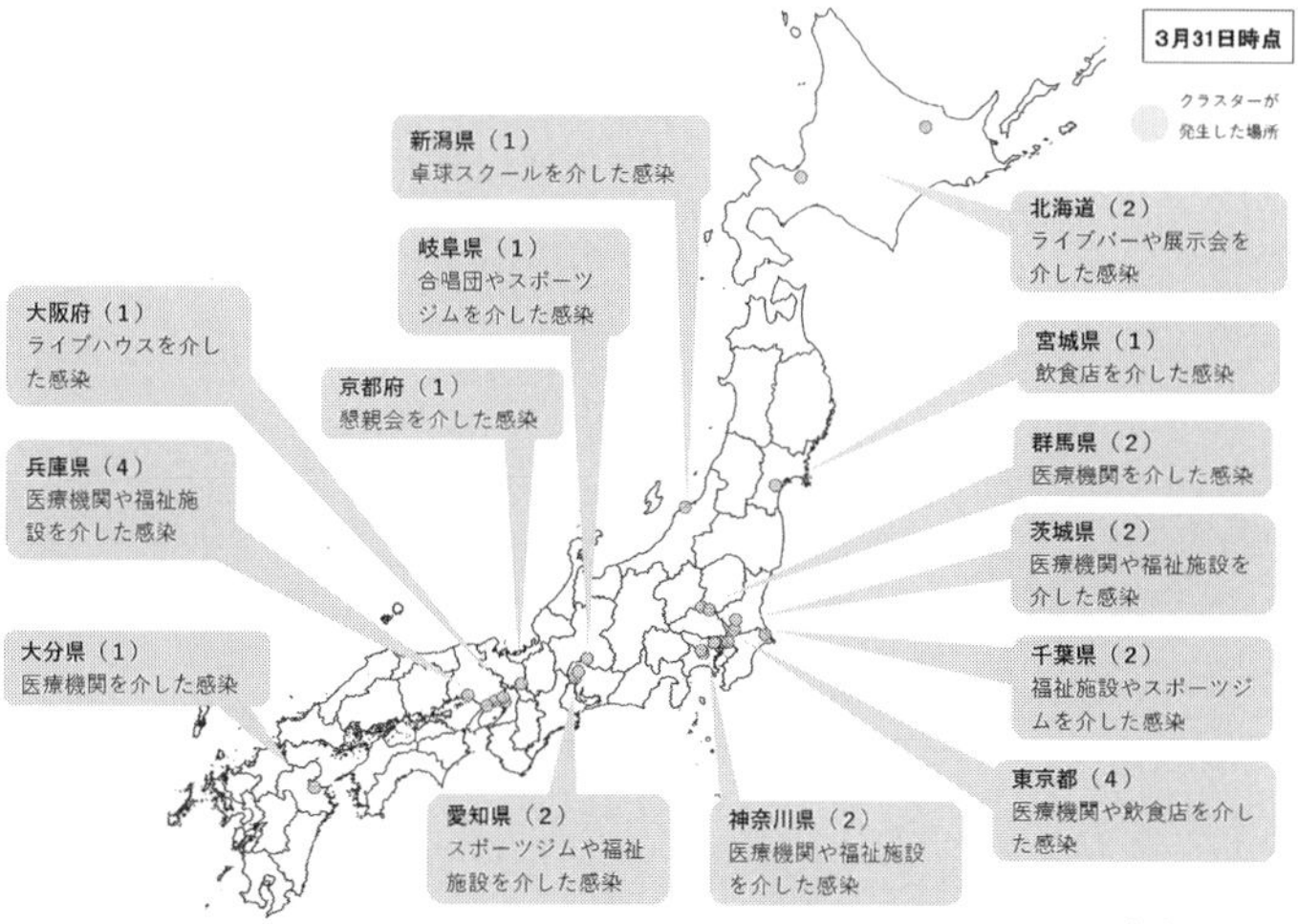

図4-2　全国クラスターマップ（厚生労働省ホームページより[11]）

しかし、ここで注目したいのは、クラスターすなわち集団感染を引き起こした原因とされた空間や人間は、どのようなイメージで表象され、どのように描かれるか、という点だ。そこには、規範と逸脱をめぐる道徳的な価値観が色濃く反映されている。

図４－２のマップには二六のクラスター（同一場所で五人以上の感染者）が掲載されている。その内でおよそ半分は医療・福祉施設であって、マスメディアで感染の巣窟であるかのように描かれているライブハウスやスポーツジムは決して多いわけではない。さらに、いくつかの業種については、クラスターと関係している証拠が存在しないにもかかわらず、感染のリスクの高い空間として扱われた。したがって、このマップを見る上で重要なのは、ホームズのような名

探偵よろしく、何が書かれているかではなく、何が書かれていないかという点に着目することだ。

緊急事態宣言後の東京都の休業要請では、まさにこのマップには記されていないさまざまな業種、キャバレー、ナイトクラブ、バー、カラオケボックス、マージャン店、パチンコ店などが列挙された（二〇二〇年四月一〇日報道）。とりわけ、パチンコ店については、四月末に大阪や兵庫で休業要請を受け入れず営業自粛しなかったパチンコ店がマスメディアでのバッシングを受けた。

こうした奇妙な現象を理解する上で役立つのは、危険やリスクに関する文化人類学の視点だ。メアリ・ダグラスは『汚穢と禁忌』のなかで、危険を避けることが、近代社会の中で、ある種の宗教的な信念にも似た情熱で追求されていることを指摘する。そして、それは、危険やリスクが既存の秩序を脅かす穢れと同一視されているからだと分析して、次のように述べている。

リスクに関する議論は倫理的にも政治的にも激烈な感情を伴う。あるリスクを名指しすることは、その発生源を告発することでもある。どんな危険が脅威なのか、どんな危険なら無視してもいいのかという選択は、危険を告発する人びとがどんな行動を止めさせようとしているのかで決まる。(12)

クラスターマップには登場しない「夜の街」とパチンコ店が選ばれたのは、勤勉な生産的労働を基盤とした社会秩序を脅かしかねない「穢れ」を象徴する空間だからだろう。そのほかでも、クラスターとして大きく取り上げられるのが、勤勉さのイメージと結びつく病院や福祉施設ではなく、アートやスポーツに関連した遊興・娯楽施設であることにも、同じ穢れや無秩序のイメージが結びついているようだ。さらには、クラスターを引き起こした個人として非難されたのは、(学業ではなく) 海外旅行をしていた大学生であった。そこには、生物医学的な感染予防だけではなく、穢れを払って秩序を強化するという機能も重ね合わされている。

もう一点、日本での「クラスター」には独特のバイアスがある。中国でのCOVID-19の感染拡大の分析では、すでに二月の時点で三四四のクラスター感染 (三名以上) のうち約八割が家族内で起きていることがわかっていた[13]。だが、日本のクラスターマップでは家族内感染は含まないことにされている。また、日本も含めて多くの国々では、軽症の感染者は自宅療養による隔離という方針となっていた (日本では四月二三日から軽症者についても原則は宿泊施設ということになった)。収容場所のキャパシティの限界という要因もあるが、この背後には「家族」は穢れと無縁で安全に秩序の保たれた場所というイメージがあったのではないだろうか。実際には、家族内感染のリスクだけでなく、外出自粛のなかではドメスティック・バイオレンスや児童虐待などの増加も報告されており、家庭は安全な場所とも言えない[14]。

SARSの歴史・物語

COVID-19と同じように (別の) コロナウイルスを病原体とする肺炎SARSが出現した

のは二〇〇二年から二〇〇三年にかけての冬だった。このとき、いまの日本ならば「クラスター」と呼ばれる現象、つまり一人の感染者を発端として多数の感染者（一〇名以上）が発生するパターンが繰り返し見いだされた。

当時、そうした現象を起こした感染源と見なされた病者を表す表現として用いられたのが「スーパースプレッダー」[15]という用語だ。

一人の感染源が（意図的ではないにせよ）多数の健康な人びとに病気をまき散らすというイメージは、人びとの心のなかに強力に恐怖をかき立てる。スーパースプレッダーが集合的想像力の世界を支配するとき、病気という「悪」を排除するためには、感染の被害者としての病者に対するものとしての医療ではなく、感染を拡げる「加害者」から人びとを守る「社会防衛」として、例外的な手法――たとえば隔離・検疫から外出制限や都市封鎖まで――をとることが容認される。新型コロナ肺炎に対しても、四月の緊急事態宣言の直前の三月末には、クラスターを引き起こす感染源の図像（図4-1）がマスメディアに登場したことは偶然ではないだろう。スーパースプレッダーへの恐怖は、第五章で分析する「恐怖の政治学」を支える想像力となっている。

なお、スーパースプレッダーという用語そのものは二〇〇三年初期のＳＡＲＳのアウトブレイクが問題化していた時期にはよく使われていたが、その後六月以降からは、より中立的な「スーパースプレッディング」や「スーパースプレッディング・イベント」という用語に切り替えられていった。[16]

これは、スーパースプレッダーという表現の場合、感染拡大を起こすさまざまな要因——感染者自身の体質、ウイルスの感染部位の偶然的な違い、いまなら「三密」と総称される環境要因、周囲の人びとの免疫力の低下、など——のなかでも、感染者本人にその原因があるとの先入観を与えてしまうからだろう。感染者を感染源として悪魔化して描き出し、スーパースプレッダーと表現することは、感染症アウトブレイクの問題を個人化することにつながり、犠牲者非難を生み出す。ちなみに、第三章で紹介したとおり、中国語でのウイルスは「病毒」なのでスーパースプレッダーは、現地では「毒王」とも表現されることがあったようだ[17]。

以下でごく簡単にSARSの歴史をスーパースプレッダーを中心に紹介するが[18]、いまから考えれば、SARSはCOVID-19の予行演習だったかのように見える。SARSの病原体ウイルスは夏になると忽然と消え去ったが、COVID-19のウイルスがどうなるかは、二〇二〇年五月時点では定かではない。

SARSの公式確認は二〇〇三年二月一一日のWHO報告である。中国の広東省で急性呼吸器症候群の集団発生（三〇〇名）があり、五名死亡という内容だった。SARSの症状は肺炎なのでCOVID-19と同様で、臨床的には発熱、頭痛、関節痛、全身の疲労感や倦怠感などであった。その後、中国政府は、同様の肺炎の患者が二〇〇二年一一月一六日にはすでに発生していたことを認める。中国政府による肺炎発生の隠蔽という点でもSARSとCOVID-19は類似している。

だが、この生物医学的な意味での公式確認（二〇〇二年一一月一六日、二〇〇三年二月一一日）とは別に、WHOによる公式のSARS発見の正統的な物語が存在している。

それは、二月二六日、ベトナムのハノイ市に始まるものだ。主人公はWHOハノイ支部の疫学者でイタリア人医師カルロ・ウルバニである。[19] ウルバニは二〇〇三年二月二八日に、ハノイのベトナム・フレンチ病院から、新型（鳥）インフルエンザが疑われる奇妙な肺炎患者が二六日に入院したとの連絡を受け、三月三日に調査のため病院を訪れる。患者は、二月二三日に香港からハノイにやって来た中国系米国人で、ウルバニが到着したときには、すでに重度の肺炎のため意識不明で人工呼吸器が必要な状態となっていた。

その後は、病院スタッフへの院内感染が次々と拡大し、三月八日には看護師を中心に一七名の医療従事者の感染が確認された。急速な感染拡大によって、ベトナム・フレンチ病院の機能はスタッフ不足で低下し、人工呼吸器はもちろん、防護服やマスクも不足する状況に陥っていた。こうした「医療崩壊」は、COVID-19についても繰り返し生じたことだ。そうしたなか、「国境なき医師団」のメンバーでもあったウルバニは、たんにアウトブレイクの調査と現場での指揮を行うだけではなく、病室を回って病院内の患者のケアにも深く関与していた。

ウルバニは、ハノイでの肺炎と広東省での肺炎との（香港を経由した）関連を疑ってWHOと緊密に連絡を取り、渋るベトナム当局を説得して、ようやく三月九日にベトナム・フレンチ病院の全体を隔離させた。このとき、WHO西太平洋地域事務局長として、ウルバニとともにSARS

対応に当たっていたのが、日本でのＣＯＶＩＤ－19の対策にも関わった押谷仁（現・東北大学医学研究科教授）である。

三月一一日に、ハノイからタイのバンコクへ飛んだウルバニは、すでに呼吸器感染症の症状を示しており、空港からすぐに隔離されて、近郊のバムラートナラドゥーン病院に入院する。そして、三月二九日の朝、ウルバニはＳＡＲＳにより死亡する。

三月一二日、ＷＨＯは「グローバル・アラート」として香港、ベトナム、広東省での肺炎の集団発生を世界に警告した。その後、一五日には香港での集団発生の詳細を報告するとともに、「重症急性呼吸器症候群（Sever Acute Respiratory Syndrome: SARS）」と命名して、症例定義を発表した。

感染症のアウトブレイクの初期に真摯に危険を警告した医師が同じ感染症によって死亡するという感染症の物語が、ＣＯＶＩＤ－19でも再演されたことは第二章で紹介した。すでに自分がＳＡＲＳに罹患していると知っていたウルバニがバンコクへと飛んだ経緯については、グレーな部分が多い[20]。飛沫感染や接触感染のリスクのある感染者が、無防備な状態のまま飛行機で他国に広域移動することは、感染症拡大を予防する上では禁忌だからだ。じっさい、ＷＨＯ上層部は、ウルバニの行動に対して激怒し、彼の乗った飛行機を運航中止にしようと努力したという。同僚だった押谷は、ハノイでは感染症の医療施設が貧弱ですでに機能していなかったと指摘しつつ、ウルバニの心中を察して、彼の行動を責めることはしていない。その点で、ウルバニは定型的な感染症の物語のヒーローではなく、死を恐れる一人の普通の人間だった。

SARS拡大とスーパースプレッダー

二〇〇二年一一月、中国で最初にSARSに感染したと考えられているのは、広東省仏山の男性だった。彼の家族五人は同様の肺炎症状を示したものの、それ以外には院内や市内に広がることはなかった。

二〇〇二年一二月中旬には、広東省河源で三六歳の男性料理人が肺炎症状で河源人民医院を受診し、重症肺炎として省都である広州の広州軍区総医院へと転送されている。その後、河源では彼の入院していた病院の医療スタッフ七名と病院を訪れた一名が同様の肺炎を発症していた。まもなく、一二月下旬には広東省中山でも肺炎の集団発生と院内感染が生じていた。翌年一月に入ってもまだ、当局は肺炎の集団発生という情報を隠蔽しており、重症の肺炎が発生しているとの断片的な情報を口コミで知ってパニックとなった住民は薬局で抗生物質などを買い求めていた。

二〇〇三年一月二一日、北京と広州から感染症の専門家グループが、感染状況を調査するために中山を訪れた。このメンバーの一人だったのが、第二章、第三章でも紹介した鍾南山医師である。彼は、この肺炎が未知の病原体による新規な感染症であることを見抜いて、その危険性を警告し、院内感染に注意する必要性などを報告書にいち早くまとめていた（だが、官僚的手続きに阻まれて、あまり活用されなかったらしい）。

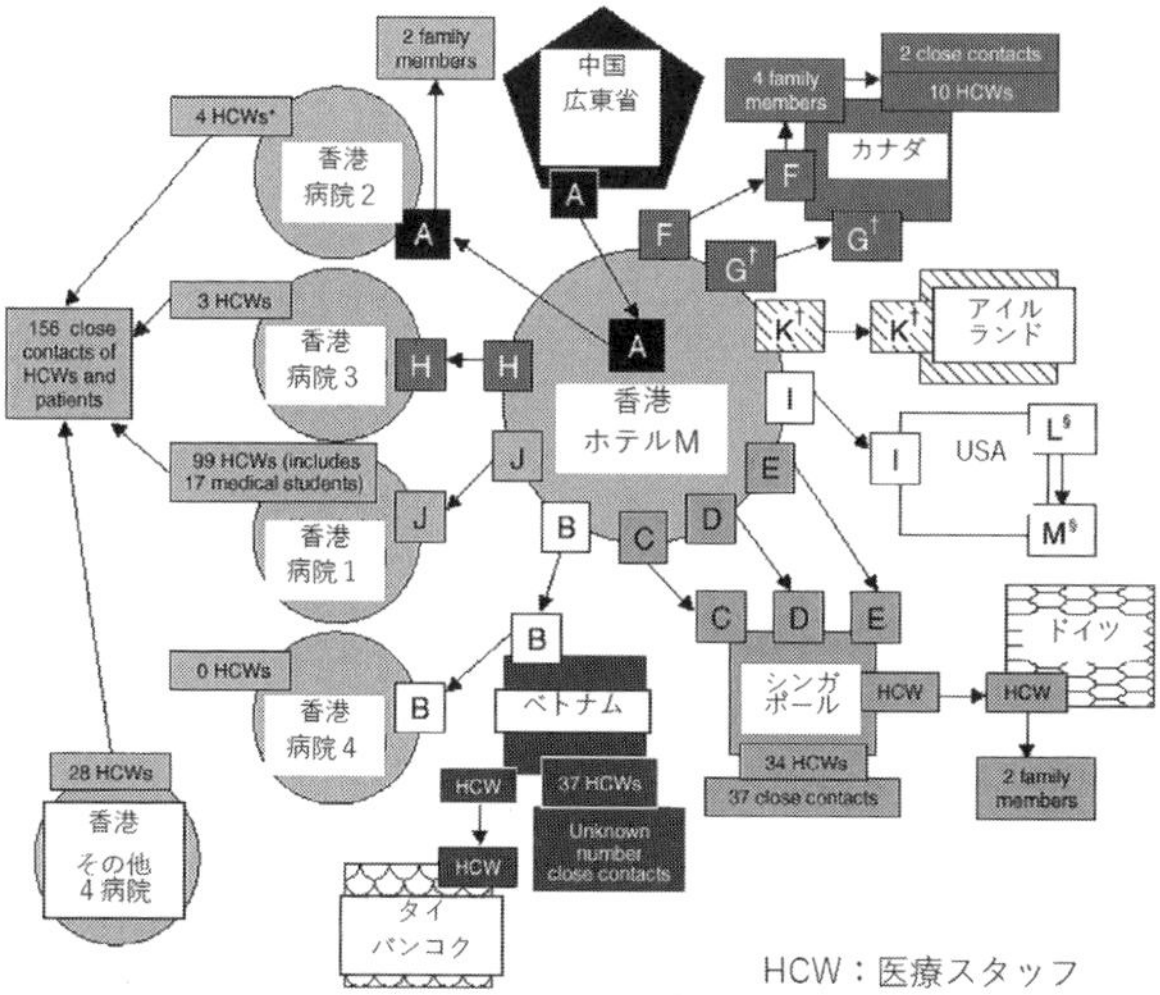

図 4-3 （MMWR, 52; 241-8, March 28, 2003 より作成）

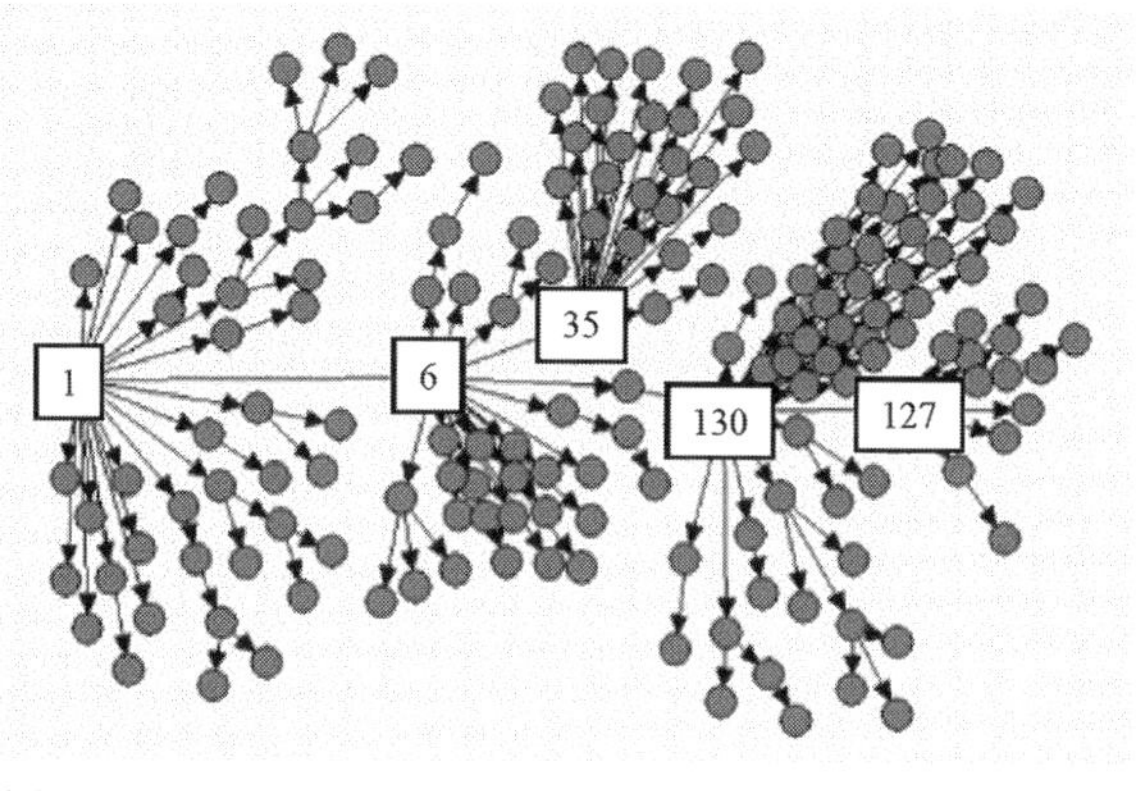

図 4-4 シンガポールでの SARS の拡大（2 月 25 日〜4 月 30 日）
（MMWR, 52; 241-8, March 28, 2003 より作成）

一人の感染者を起点としてSARS集団発生（スーパースプレッディング）が起きたのは、二〇〇三年一月三〇日のことだ。その日、肺炎による呼吸障害で中山医科大学第二附属病院に運び込まれた四六歳男性は、人工呼吸器を装着され、さらに高度な治療を受けるため一八時間後には第三附属病院へと運ばれた。鎮静されていたが、呼吸苦のために彼は暴れ、血液の混じった痰が飛び散り、多くの医療従事者がSARSに感染した。最終的には、家族や親戚一九名に加えて五〇名以上の医療従事者にSARSを拡大したとされている。

そうして感染した一人である医師（図4-3のA）は、体調不良があったものの抗生物質の服用で改善したため、二月二一日には姪の結婚式に出席しようと香港のホテルMに宿泊した。翌日には肺炎を発症して入院したので、ホテルに滞在したのは一日だった。だが、ホテルで一〇名、同行していた家族二名、入院先の医療従事者四名に感染を引き起こした。そして、彼自身はその後三月四日にSARSで死亡している。ホテルMでの感染拡大の理由ははっきりしないが、共有部分である廊下を通じての接触感染だろうと考えられている（体調不良のため、夜間に廊下で嘔吐したと推定されている）。

香港でのSARS感染拡大には、図4-3のJとして示されている人物が大きな役割を果たした。香港のプリンスオブウェールズ病院に三月四日に入院した彼は、呼吸困難に対して霧状の薬物を吸い込む治療（ネブライザー）を受けた。そのため、その飛沫を通じて病院内で医療従事者、患者、見舞客らに爆発的に感染が拡大したのだ。そうして、プリンスオブウェールズ病院で外来の腎臓透析治療を受けていた一人が感染したことを発端に、アモイガーデンという集合住宅では接触感染などによる三二九名のＳＡＲＳ患者が発生した（この患者は消化器症状としてひどい下痢を起こしており、下水設備や換気の不備のため拡大したらしい）。

図4-3のＢとして示されている人物が、ウルバニ医師が確認したハノイでのＳＡＲＳ患者である。また、図の下方に示されているベトナムからタイへ移動し、バンコクで死亡した医療従事者がウルバニ本人である。

図4-3のＣ、Ｄ、Ｅとして示された人物の一人はシンガポールに帰国後、九名の家族や見舞客、一二名の医療従事者に感染を拡大させたとされる。シンガポールについては、図4-4に示したとおり、この一名（数字1で示した）を含む五名の感染者がシンガポールの全感染者二〇五名のうちの半分以上と関連しているとされる。

また、図のＦとして示された人物は、カナダのトロントで最初に確認されたＳＡＲＳ感染者（七〇代女性）であった。

このように香港を介して世界に拡大したＳＡＲＳは、夏に入ると勢いを失っていった。そして、二〇〇三年七月五日には終息宣言が出され、それ以来は再発生していない。最終的には、三〇カ国以上で八〇〇〇人あまりが罹患し、死亡率は約一〇％だった。なお、ＳＡＲＳという名前は重症急性呼吸器症候群（Severe Acute Respiratory Syndrome）の頭文字を取った略語で、特定地域名や国名を避けていたはずだが、偶然に（?.）香港の正式名称である香港特別行政区（Hong Kong

Special Administrative Region）を思わせるものとなった。

これらの図で示した例を見ればわかるとおり、ＳＡＲＳについては確かに患者の集団発生が連鎖していくことで感染が拡大していった。だが、このような集団発生が引き起こされた要因は、スーパースプレッダー本人の体質や特性というよりは、周囲の環境という条件との重なり合いの面が大きかったように見える。集団的な院内感染が多く、しかも医療行為の性質（人工呼吸の挿管や吸入器の使用）によって左右されているからだ。とくに、医療従事者が十分に自分自身を感染から守るだけの準備ができていたかどうかと、血液や痰や唾液が飛沫となりやすかったかどうかの二つが決定的な要因だった。その意味では、スーパースプレッダーという名前に生物医学的な根拠は不足しており、諸要因の結果としてのスーパースプレッディングという表現は正当だろう。

だが、ＳＡＲＳの感染経路が図像として表象されるとき、スーパースプレッディングすなわち患者の集団発生という現象は、一人の感染者を起点として生じたという性質が強調されてしまう。そして、その一人の感染者は、病気という「悪」や感染症の恐怖を象徴する存在として扱われることになる。新型コロナ肺炎の場合も、大学生を起点とするクラスターは同じような図を使って表象された（図5-1）。そのとき、図像の誘発する想像力がスーパースプレッダーを召喚し、犠牲者非難イデオロギーが発動する。

クラスター対策の起源

医療従事者や公衆衛生学者も、クラスター対策（積極的疫学調査）のもっているプライバシー侵害という側面や、集団発生が一人の感染源（スーパースプレッダー）に帰されるときに生じ得る犠牲者非難イデオロギーに無自覚なわけではない。SARSのアウトブレイクについて、初期には使われていた「スーパースプレッダー」が後に廃棄されたことも、いわば社会防衛と個人の人権の間に生じる葛藤への倫理的な自覚の表れだろう。

だが、その背景はもう少し複雑だ。そこには、集団レベルでの病気を扱うことと病気を個人（病者）レベルで扱うことの認識論的な差異と、公衆衛生学とその実践のなかにおける従来の臨床医学と「リスクの医学」との間にある緊張関係が存在している。その点を理解することは、COVID-19におけるクラスター対策とは何だったかを位置づける上で重要な意味をもっている。

ここで、リスクの医学を簡単に特徴付けしておこう(21)。

（従来の）臨床医学――とくに第三章で論じた特定病因論に基づく生物医学――は、病者個人の身体を対象として、（可能な限り）ただ一つの病気の原因を特定しようと努力し、その病因を取り除くことで個人の治癒をもたらそうとしてきた。これに対して、リスクの医学は、集団を疫学的に研究することで病気をリスクの組み合わせから生じるものとしてとらえ、リスクを監視し先制攻撃的に病気を予防することを目指す医学を意味している。それは、一九七〇年代から近代生物医学のなかで明確化したもので、とくに生活習慣病と呼ばれる慢性的な疾患の理解において重要な役割を果たした。新規医薬品の研究開発と並んで、ときにはそれ以上に人びとの生活習慣の変化と行動変容を重視しているところも、従来の臨床医学との違いだ。また、人口集団での予防を目標とする以上は、病者だけではなく健常者も含めたその集団の全員の健康状態を監視することが目指される。

以上からわかるように、ＣＯＶＩＤ‐19への対策立案で大きな存在感を示した公衆衛生学は、リスクの医学と密接に関連している。それは、個々の病者への治療介入をするのではなく、人口集団を調査し観察し計算して、ときには数理モデルを駆使して予測する知のあり方である。二〇二〇年冬から春にかけて、日本だけではなく世界中の多くの人びとが、毎日の感染者数や死者数に目を凝らし、そのグラフが右上向きか水平か右下向きかで一喜一憂していた。そして、病者も健常者も生活習慣を変化させていくことが感染症予防に必要だと議論されている。こうした状況が意味するのは、リスクの医学が、私たちがＣＯＶＩＤ‐19を理解するときの支配的なパラダイムとなっているということだ。

この大きな見取り図からわかるのは、病者個人への聞き取り調査を重視する接触者追跡は、公衆衛生の一手法ではあるが、人口集団を対象とするリスクの医学とは異質な起源をもっているということだ。

これは、公衆衛生の内部でいえば、集団を扱う人口アプローチと病者を対象とする個人アプローチの違いである。大きく分ければ、前者は生活習慣病などの慢性疾患、後者は感染症対策となるが、一概にはいえない。たとえば、熱帯地域にいまも流行しているマラリアは、マラリア原虫を持った蚊に刺されることで罹患する感染症である。この感染拡大を抑えるための手法としては、罹患した病者はキニーネで治療し、健常者は予防的に服用するという個人アプローチと、湿地の灌漑等の社会事業で蚊の生息地を減らすという公衆衛生的な集団への介入アプローチが使い分けられている。

エイズの表象を研究したリチャード・A・マッケイは、（エイズ対策を中心に）米国公衆衛生の歴史を総括して、接触者追跡と性行為感染症――二〇世紀初頭から六〇年代までの梅毒と一九八〇年代以降のエイズ――への対策との親和性を指摘している。[22]それは、病原体をばらまくセックスワーカー女性や多数のパートナーをもったゲイ男性を、あたかも警察のような聞き込み調査であぶり出す「医師探偵（medical detective）」というイメージだ。

米国の公衆衛生の一部は、CDC[23]（疾病予防管理センター）の疫学部門の長を一九四九年から一九七一年まで勤め、一九五一年に「疫学調査部門（Epidemiology Investigation Service: EIS）」を創設したアレキサンダー・ラングミュアの影響を大きく受けていた。彼は、当初は朝鮮戦争での生物兵器対策の一部として位置づけられていたEISを、フィールドワークのできる公衆衛生学者の教育機関として作り上げ、「脚で稼ぐ疫学者（shoe-leather epidemiologist）」あるいは大衆文化のなかでの「医師探偵」を養成する方向性を与えたのだ。[24]

だが、慢性的な生活習慣病が先進諸国での健康問題の中心となってからは、感染症ではなくガンや高血圧などを対象とする公衆衛生や統計学的な分析の重要性が増大していく。さきに紹介したリスクの医学が公衆衛生の主流となっていったのである。公衆衛生の領域で、これらの問題を中心的に扱ったのは、ＣＤＣではなく、保険福祉省の下にあった公衆衛生局である。一九六〇年代には喫煙と肺がんの関係に関する論争を引き起こした公衆衛生局による疫学調査は、集団を対象とするリスクの医学の成功例として、以後の生活習慣と疾病の関連を探る研究の一つのモデルとなった。[25]

慢性疾患の統計学的調査が主流となった公衆衛生のなかで、接触者追跡は「物事が単純だった過去の古風で時代遅れ」な手法と見なされることになった。だが、ふたたび社会的に注目を集める研究手法となったのは、一九八〇年代に現われた感染症エイズをきっかけにしてだった。

図4-5は、米国で最初に報告された二四八名のゲイのエイズ患者のうち四〇名のクラスターを示したものとされる。ＣＤＣのウィリアム・ダロウが、一九八二年に短報、[26]その後一九八四年にはくわしい研究論文[27]として発表したものだ。ＣＤＣの十八番であった接触者追跡を五年以上遡って調査した結果とされている。なお、感染症のなかでもエイズはＨＩＶ感染症で性行為感染症でもあるので、ここでいう接触者とは性的交渉があった者を意味している。一人から多数に繋がりがあることは、多くの性的パートナーを持つこともライフスタイルの一つとして肯定されていた当時の米国のゲイ文化を反映しているともいえる。

中心に置かれている患者は、北米で最初にエイズとなりエイズを拡大させた感染源とみなされていた「ペイシャント・ゼロ（ゼロ号患者）」である。彼は、ランディ・シルツの『そしてエイズは蔓延した』[28]において航空機の客室乗務員でカナダ人のガエタン・デュガとして特定された。そして、一九八四年にはエイズのため死亡している。その後、エイズに関する一般書ではしばしば、彼が飛行機に登場して米国の各都市を回ってエイズをばらまいた人物として描き出されることになった。

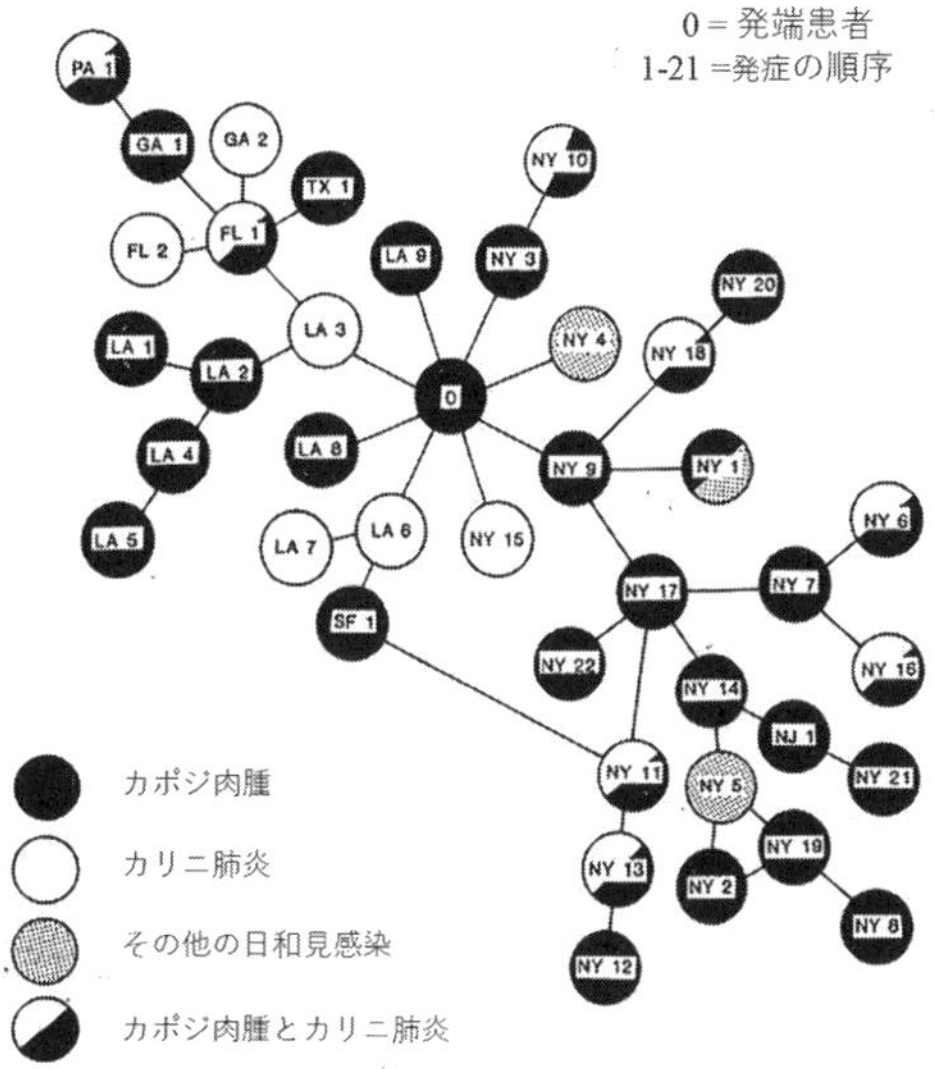

都市：LA=ロサンゼルス、NY=ニューヨーク、SF=サンフランシスコ
州　：FL=フロリダ、GA=ジョージア、NJ=ニュージャージー、PA=ペンシルバニア、TX=テキサス

図 4-5

今日からみれば、こうしたペイシャント・ゼロを主人公とする「感染症の物語」は荒唐無稽のファンタジーである。ジャック・ペパンの『エイズの起源』[29]によれば、ＨＩＶは一九二〇年代の中部アフリカにまでさかのぼることが可能で、カリブ海のハイチを経て（血液の貿易などで）米国に蔓延した可能性が高いとされている。

すでにシルツの本がでた翌年

には、同じCDCのアンドリュー・R・モスが「クラスターは神話だ。米国にとってもカリフォルニアにとってもガエタンが「ペイシャント・ゼロ」という証拠はほとんどない」と批判している[30]。モスが挙げている理由の一つは、当時はHIV感染からエイズ発症までの潜伏期がよくわかっていなかったことだ。また、潜伏期には個人差も大きい点もある。すなわち、どちらが感染源であったかという感染の前後関係（円の中の数字）の順序が誤っている可能性が高い。

さらに、この「ペイシャント・ゼロ」について、草稿まで含めて詳細に検討したマッケイは、もともとは「0（ゼロ）」ではなく、「O（オー）」で「Out-of-California（カリフォルニア外）」の頭文字だったことを指摘している[31]。西海岸（ロサンゼルス）と東海岸（ニューヨーク）の二つの地理的に離れたクラスターを結び付ける存在を探していた疫学者に、客室乗務員という職業のため着目されていた彼は、いつのまにか（あるいは意図的に）「O（オー）」から「0（ゼロ）」にされてしまったという。第三章で論じたウイルス学者にとってのウイルス同定と同様に、接触者追跡を行う医師探偵である公衆衛生学者にとってはペイシャント・ゼロという最初の感染源を見いだすことは誘惑に満ちた聖杯探求なのだ。

犠牲者非難イデオロギーや感染源を悪魔化する「感染症の物語」は、しばしば未知のものへの恐怖から生まれる。恐怖の情動に突き動かされて、人びとは感染がひたすらに拡大する最悪の事態を想像してしまうからだ。マッケイによれば、ガエタンは意図的にエイズを拡散させた「悪」ではなく、仕事を辞めてバンクーバーで療養するようになってからは、エイズについての啓蒙と患者の支援活動に関わっていたという。ガエタンがエイズという病気に対してだけでなく、ペイシャント・ゼロであるとの噂や差別とも闘っていたことを讃えて、彼の友人は死後の追悼文で、「彼自身は恥ずかしがるだろうが、想像を絶する困難に遭遇したときに自分のなかにどれだけ大きな力を見いだすことができるかを象徴する人物」として彼を思い起こしている。[32] こうした小さなエピソードは、紋切り型となった感染症の物語に亀裂を入れ、そこから逃れる道筋の一つを示してくれる。

ＣＯＶＩＤ－19についても、病気のことがわかってくるにつれて、病者への差別やヒステリックな中傷は減少しつつある。とはいえ、図像学で武装した感染症の物語が生み出す恐怖の政治学に対抗する免疫は、コロナウイルスに対する免疫を獲得するよりも難しいのかもしれない。

注

（1）バトラ、一九三五、九七頁
（2）パーソンズ、一九七四、四二七頁
（3）Crawford, 1977
（4）https://www.minyu-net.com/news/news/FM20200327-472404.php（福島民友新聞、二〇二〇年三月二七日）
（5）https://www.kyoto-np.co.jp/articles/-/210704（京都新聞、二〇二〇年四月九日）

(6) https://apps.who.int/iris/handle/10665/61546
(7) https://www.jsph.jp/covid/files/COVID-19_031102.pdf
(8) https://www.who.int/publications-detail/report-of-the-who-china-joint-mission-on-coronavirus-disease-2019-(covid-19), p.8
(9) ＭＥＲＳ（中東呼吸器症候群）は、コロナウイルスによる重症の呼吸器感染症の一つで、二〇一二年からサウジアラビアなどアラビア半島で発生しており、ヒトコブラクダの濃厚接触によって感染する（人から人にも感染する）。韓国では、二〇一五年五月に、中東での滞在から帰国した六八歳男性を発端として、一二月までに、主として院内感染で感染者数一八六名（死者は三六名）のアウトブレイクが生じた。二〇一四年四月のセウォル号沈没事件と並んで、朴槿恵政権の対応が激しく批判され、政治問題化した。
(10) こうしたパターンを示す場合には、統計学的に考えて平均値にはあまり意味がないはずなのだが、感染拡大の推計に基づいた感染症対策立案の根拠として実効再生算数（Ｒ）が用いられていることには疑問がある。
(11) 厚生労働省ＨＰより、二〇二〇年三月三一日付のクラスターマップ https://www.mhlw.go.jp/stf/seisakunitsuite/bunya/0000164708_00001.html#kokunaihassei
(12) ダグラス、二〇〇九、二六頁
(13) https://www.who.int/docs/default-source/coronaviruse/who-china-joint-mission-on-covid-19-final-report.pdf p.8
(14) https://www.nytimes.com/2020/04/06/world/coronavirus-domestic-violence.html
(15) ＳＡＲＳとスーパースプレッダーについては、美馬（二〇〇三、後に二〇〇七に収録）で、「チフスのメアリー」と比較しながら検討した。
(16) 横田、二〇〇五

(17) 渡辺、二〇〇三

(18) 事実経過について、本章での記載は、美馬（二〇〇三、後に二〇〇七に収録）と部分的に重なっている。なお、本章でのＳＡＲＳの歴史は、Abraham（2004）、Shaw（2007）、グリーンフェルド（二〇〇七）を参照した。

(19) ＮＨＫ報道局「カルロ・ウルバニ」取材班、二〇〇四

(20) ＮＨＫ報道局「カルロ・ウルバニ」取材班、二〇〇四、一四六－一五九頁

(21) 美馬（二〇一二、二〇一五）で論じた。

(22) McKay, 2017

(23) 同じＣＤＣという略語になるが、一九四六年の創設当初は疾病予防管理センター（Centers for Disease Control and Prevention）ではなく、伝染性疾患センター（Communicable Disease Center）であった。

(24) Altman, 1993

(25) 岡本、二〇一六

(26) A Cluster of Kaposi's Sarcoma and Pneumocystis carinii Pneumonia among Homosexual Male Residents of Los Angeles and Orange Counties, California. *Morbidity and mortality weekly report (MMWR)*, 31(23), June 18, 1982: 305-7.

(27) Auerbach, 1984

(28) シルツ、一九九一

(29) ペパン、二〇一三

(30) Moss, 1988

(31) McKay, 2017, p.109

（32）McKay, 2017, p.352

第五章　感染までのディスタンス

中国封じ込め「成功」とは

ＣＯＶＩＤ－19への中国政府の対応は、当初はアウトブレイクの隠蔽や過小評価があったが、一月一九日以降は隔離・検疫を集団的かつ徹底的に行う封じ込め政策となった。(1) 一月二三日には武漢の周囲の交通機関を運休するとともに都市封鎖し、旧正月の春節（二五日）までに、武漢のある湖北省だけでなく北京など大都市を広域で封鎖するという思い切った措置を行っている。

こうしたことが可能だったのは、二〇〇三年のＳＡＲＳのアウトブレイク以来、中国の衛生当局が、米国のＣＤＣ（疾病予防管理センター）をモデルとして、それ以上に中央集権的で強力で効率的なハイテク公衆衛生システムを作り上げてきた「成果」である。中国の公衆衛生の現代史をフィールドワーク調査したキャサリン・Ａ・メイソンは、次のように述べる。(2)

SARSは中国のバイオセキュリティへの警鐘だった。危険な疾病を征圧することよりも経済を優先してしまえば、健康も、強い持続可能な経済をも達成できないことを中国政府に思い知らせたのだ。（中略）疫病のためバイオセキュリティの必要性が注目されたことで、それまでの三〇年間で初めて、若く経験不足だった専門家たちが、権力と影響力をすばやく掌握し、CDCをどう発展させるかの大枠を決め、優れた科学と寛容さを併せ持つ大国としての地位を中国がグローバルヘルスにおいて確立する基盤を整えたのだ。

日本ではあまり報道されていないが、すでに、二〇〇九年の新型インフルエンザ、二〇一四年のエボラ出血熱のアウトブレイクの際にも、中国は国際的な健康危機への対応で大きな存在感を示していた。その結果、WHOのパンデミック宣言の前日三月一一日には、習近平指導部は国内でのCOVID‐19制圧を誇ることができた。臨床症状のないウイルス検査陽性者を感染者とカウントしないなど感染者数を少なく見積もる統計上の情報操作はあっても[3]、おおむね新規感染者の発生を押さえ込んだことは事実だろう。

だが、この「成功」はどのようにして可能となったのか。

『崩壊の予兆』や『カミング・プレイグ』によって日本でも知られる科学ジャーナリストのローリー・ギャレットはあるインタビューで、COVID‐19封じ込めに向けて動いた中国の国内状況を次のように語っている（二月七日）[4]。

中国がしているのは、まったく他の国では不可能なことです。権威主義的な政府と驚くべきインフラの結合なのですから。武漢には一〇〇〇床のベッドを持つ病院を八日で作り上げ、今日から入院させています。（中略）ベッドの並んだ急造した小屋ではないのです。高度な陰圧設備のある本物の病院です。（中略）億単位の人間がいま何らかの封鎖や自宅隔離になっています。そして、国中の閉じ込められた人びとに、ものすごい量の食事を輸送しているのです。（中略）移動しても安全かどうかを確認してもらうには、宇宙服のような防護服を着けた人たちによる体温測定と質問攻めを乗りこえなくてはなりません。潜在的患者でないかと調べるのです。車を運転していれば一〇マイルごとに車から出て体温測定を受け、車は噴霧消毒されます。

こうした風景は、バイオテクノロジーを駆使した治療薬やワクチンの研究開発ではなく、昔ながらの隔離・検疫を中心とした公衆衛生の手法が防疫の中心として蘇り、組織的に展開されている様子を示している。

非製薬的介入（NPI）とは

防疫のために公衆衛生的な手法をもちいることは、現在の公衆衛生では、非製薬的介入（Non-pharmaceutical intervention: NPI）と呼ばれている。[5] 医薬品やワクチンの開発ではない（＝非製薬的）、社会的な手法での感染症対策という意味だ。

ＮＰＩは、個人による対策、環境に関わる対策、社会距離の対策、移動に関わる対策の四種類に大きく分けることができる。

個人によるＮＰＩには、手洗い、咳エチケット、マスクが含まれている。うがい（含嗽）については、ＣＯＶＩＤ－19のような呼吸器感染症の場合、喉よりも鼻や鼻の奥での感染リスクが高いのであまり意味がないとされる。

マスクについては、①感染者や咳の症状のある人がマスクをすること、②感染者と接するリスクの高い医療従事者が医療機関でマスクをすること、についての異論はない。だが、普通に町中でマスクをすることが感染予防の効果があるかどうかについては明確な証拠はない。外食のときにはマスクを外さねばならず、外したり付けたりするときに不潔な手で触れれば感染予防の意味はないため、少なくとも感染予防のなかで優先順位は低い。

とはいえ、「有効という証拠がない」というのは、「有効でない」のではなく、感染予防に多少は有効な可能性もある。また、マスクを付けることの象徴的効果や心理的安心感は大きいようで、日本でも政府がマスクを配ったり（四月一日報道）、米国ではＣＤＣが外出時のマスク着用を推奨したりしている（四月三日報道）。ただし、ＣＤＣは、パンデミックが米国内で深刻になっている状況で、自分では気づいていない無症状の感染者が他の人にＣＯＶＩＤ－19を感染させる可能性がある点を強調している。つまり、マスク着用は常に推奨されるのではなく、パンデミック拡大という特殊な状況に応じた対策であり、しかも外出時のマスクは自分を守るのではなく、周囲の人びとを感染リスクから守るためのものということだ。

二つ目の環境に関わるＮＰＩには、ドアノブなど周囲の消毒や部屋の換気がある。接触感染を防ぐ上で、感染者数が多くなった社会では、不特定多数がよく触る物の表面を消毒することにある程度の意味がある。部屋の換気が感染予防に有効かどうかの明確な証拠はない。部屋を換気するのは、その部屋に人びとが集まっている場合だろうが、そもそも人と会うことを避けるほう（社会距離）が感染予防には有効だからだ。

三つ目の社会距離（social distancing）の対策は、感染者と非感染者が直接に接触しないように障壁や距離を作ることを一般的に指している。と定義を説明すると、非常に抽象的だが、隔離・検疫や都市封鎖（ロックダウン）などを広く含んでいる。具体的には、接触者追跡、自宅や施設への感染者隔離、感染多発地域からの旅行者や感染者との接触者など感染リスク者の洗い出しと隔離（検疫）、学校・職場対策、集会禁止などが挙げられる。なお、厳格な接触者追跡は、日本では極めて重視されているが、個人のプライバシー権を侵害することが多く、倫理的に問題がある手法である（中国、韓国、シンガポールなどでは大々的に用いられた）。

これらは、感染者に対して行われるもの（隔離）、感染リスク者に対して行われるもの（検疫）、感染リスクの有無にかかわらず集団全体に対して行われるもの（その他）、の三種類に分けられる。ただ、一般用語としては、すべてを含めて「検疫」とする場合もある。

四つ目の移動に関わる対策としては、旅行制限や国際移動の制限さらには国境閉鎖がある。こうした移動や旅行の禁止や制限は、集団ないし地域レベルで感染多発地域とそうではない地域の間の交通を断ち切るもので、個人間での感染を減らすための社会距離とは性質を異にしている。なお、国境での管理については、ウイルスへの恐怖がしばしば外国人恐怖や人種主義と結びつく場合がある。

COVID-19への対策では、十把一絡げに「ロックダウン」がよく論じられるが、これは交通遮断という意味での地域封鎖と社会距離の対策の厳格化（外出制限など）の両方を指している。実際に想定されている事態は、地域封鎖（「ロックダウン」）することで、感染者数の少ない地域は日常に近い生活を維持し、遮断された感染多発地域の内部では社会距離の対策の厳格化（「ロックダウン」）を行うことを意味している

個人によるNPIや環境衛生としてのNPIとは違って、こうした社会距離や移動の制限という対策は、個人を守る個人衛生ではなく社会防衛のために行われ、感染していない人びとの生活に甚大な影響を及ぼしてしまう。そして、病気を予防して健康を守ることとして正当化されているものの、個人の人権や自由に対する重大な侵害にもなり得る。先のインタビューで、ギャレットがため息とともに語るとおり「民主主義にとって、疫病と闘うのは難しい」のだ。

ところが、少なくとも欧米の先進国では、医学が未発達で人権意識も希薄だった時代の過去の遺物と思われていた隔離・検疫や外出制限や地域封鎖などの強権的な公衆衛生措置が、二〇二〇

年のいま世界中で行われている。これらの強制的な社会距離政策について、ドイツのアンゲラ・メルケル首相――旧東ドイツのライプツィヒ育ち――は、その決断までのためらいを次のように表現している（二〇二〇年三月一八日演説）[6]。

旅行および移動の自由が苦労して勝ち取った権利であるという私のようなものにとっては、このような制限は絶対的に必要な場合のみ正当化されるものです。そうしたことは民主主義社会において決して軽々しく、一時的であっても決められるべきではありません。しかし、それは今、命を救うために不可欠なのです。

だが、どんな行動が制限されるべきなのか、人びとがそもそもそのルールを守れるのか、外出制限でも生活できるだけの経済的余裕がある人はどのくらいの割合か、などの要素が影響し、公衆衛生措置の実効性については不明なことが多い。ただ、この点については、「多かった」というべきかもしれない。なぜなら、後で紹介するように、モバイル端末やGPSでのビッグデータ解析によって、人びとの実際の動きや行動パターンが容易に分析可能になりそうだからだ。

こうしたNPIの現状をみるとき、感染症の物語を批判的に分析する本書の視点から気になるのは、ときに強硬な公衆衛生措置を果敢に宣言するリーダーが英雄であるかのように扱われたり待望されたりする点だ。その起源の一つが、巷に流布しているスペイン・インフルエンザ流行の

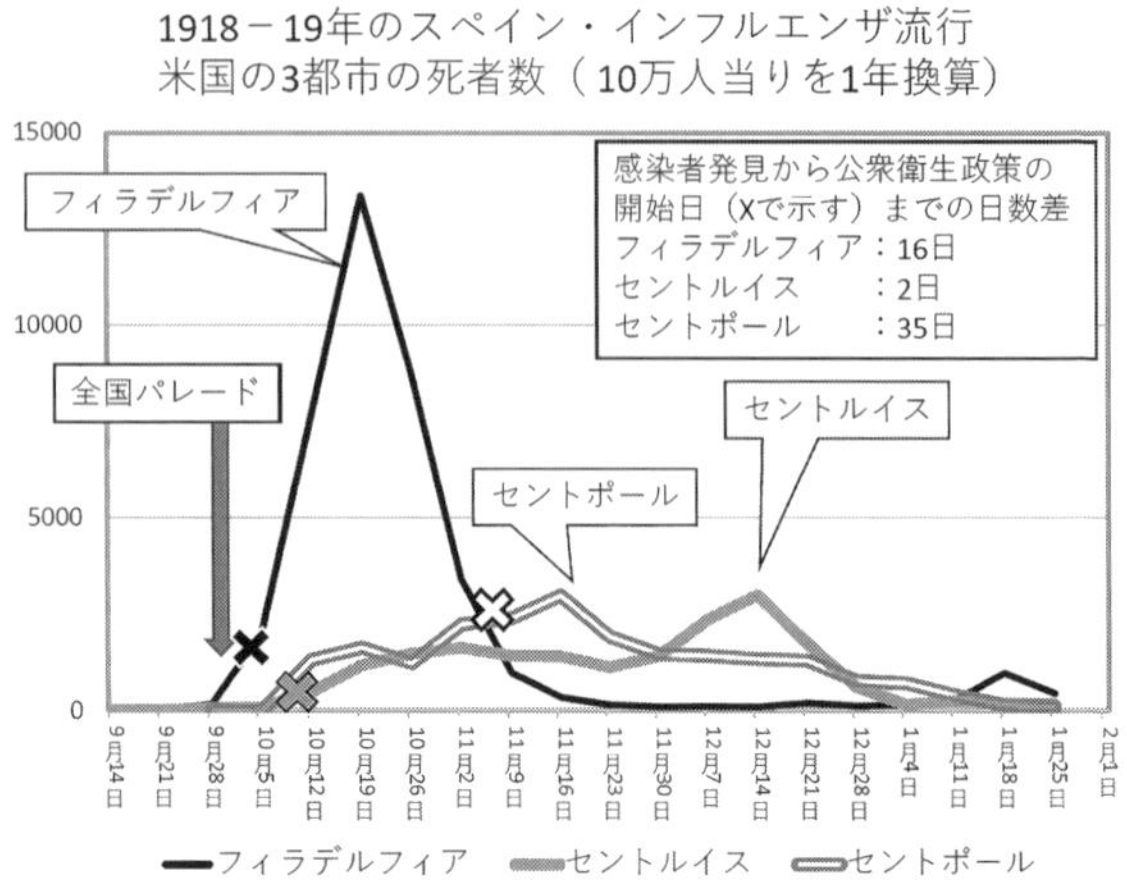

図5-1　公衆衛生の神話（Hachett et al., 2007, Markel et al., 2007 のデータを元に筆者作成）

際の米国の都市での公衆衛生政策についての物語だ。

みなさんも、図5-1によく似たグラフを目にしたことはないだろうか。

これは、一九一八から一九年に、日本も含めて全世界を席巻し、数千万人に及ぶ死者を出したスペイン・インフルエンザが、米国の都市でどう広がったかを示すデータだ。百年前のパンデミックの記録は歴史的な古文書として眠っていたが、二一世紀になって公衆衛生学者たちが次々と研究をし始めた。

なお、こうしたインフルエンザによる死亡率の計算は「超過死亡率」という方法で行っている。なぜなら、インフルエンザのウイルスの有無を調べたりウイルス抗体価を測定したりする検査法が二〇世紀初めにはそもそも存在しなかったことによる。また、現在でもインフルエンザになった人の全員が受診して検査を受けるわけでもない。そこで、まずは、インフルエンザが流行しなかった年の月別の肺炎・気管支炎での死亡率を使って、インフルエンザが流行しなかった場合の月別の死亡率を予測する。インフルエンザが流行した年での実際の死亡率（インフルエンザでの死亡の分多いはず）と予想された死亡率の差を計算して超過死亡率としている。この予想計算を元にして、週ごと一〇万人当りに換算したのが、先ほどのグラフだ。さらに、その死亡率をある期間（インフルエンザ流行の期間）を決めて合計したものを累積超過死亡率という（グラフの折れ線の下の面積に相当する）。そして、ある感染症対策が本当に有効といえるのは、その感染症で犠牲になった人数の総計である累積超過死亡率を下げることに成功した場合になる。

引用されることの多いリチャード・J・ハチェットの研究では、流行期間中の累積超過死亡率〇・三％だったセントルイスと〇・七％だったフィラデルフィアの違いについて次のように述べられている。(7)

一九一八年九月一七日にフィラデルフィアの民間人の最初の症例が報告されたが、当局はその重要性を軽視し、一九一八年九月二八日の大規模集会、とくに市全体のパレードの続行を許可した。学校の閉鎖、公的な集会の禁止、およびその他の社会距離への介入は、病気の蔓延が地域医療と公衆衛生資源を圧倒し始めた一〇月三日まで実施されなかった。対照的に、セントルイスの民間人における最初の症例は一〇月五日に報告され、当局はすぐに社会距離を広げる一連のさまざまな措置を導入し、一〇月七日にこれらを実施した。

この二つの都市だけを取り出して見比べれば、たしかにセントルイス市長のすばやい決断と対応が感染爆発を予防したように見えるし、公衆衛生的な措置はとても有効だったように思えるだろう。

だが、ミネソタ州のセントポールのデータもグラフに重ねてみると印象は激変する。なお、このデータは、二〇〇七年にハワード・マーケルらが行ったスペイン・インフルエンザに関する研究で扱われているものだ(8)。

新聞記事や市当局の資料から見ると、セントポールでは、最初の患者が報告されたのは九月二一日と早かったが、市当局が動いたのはフィラデルフィアよりもはるかに遅く一ヶ月以上経った一一月六日である。すでにフィラデルフィアでの流行が下火になってからのことだ。

にもかかわらず、セントポールでは感染者数のピークは低く、しかも最終的な累積死亡率もセントルイスと大きくは異ならない(〇・四%程度)。

一言でいえば、個別の都市の事情によって大きく違うということだ。

歴史が教えてくれること

フィラデルフィアが打撃を受けたのには、いくつかの不運な事情が重なっていた。

まず、フィラデルフィアでのインフルエンザ感染爆発のきっかけになった可能性が高いのは、九月二八日のパレードだった。じつは、これは第一次世界大戦中にその戦費調達のために国を挙げて、全国で行われた戦時公債購買運動のパレードだった。ヨーロッパの戦線で米国兵士たちが命がけで闘っているのに、感染症対策でパレードを中止して戦意高揚の流れに逆らうことは不可能だっただろう。このパレードの終わった後の一〇月になってはじめてインフルエンザ患者の出たセントルイスは、たんに運が良かっただけという可能性がある。

もう一つ、医療を支える人手不足という理由もあった。第一次大戦のため、医療従事者のかなりの部分が戦地に送られていたのだ。海軍施設もあったフィラデルフィアは、もともと医療体制はかなり整っていたのだが、医師の四分の一が軍とともに欧州に送られていた。その結果、中心にあったペンシルバニア病院については所属しているはずの医師の四分の三が従軍して不在だった。

そもそも、公衆衛生の手法だけでは、飛沫・接触感染し感染力も強いインフルエンザのような呼吸器疾患に対して感染抑止での限界があることは当然だろう。

たとえば第一章でも取り上げたクロスビーは、『史上最悪のインフルエンザ　忘れられたパンデミック』のなかで、次のように米国の諸都市での流行の経過をまとめている(9)。

実際、閉鎖命令を「厳格に」適用した地域の患者発生率や死亡率は、そうでなかったところとくらべて特に低くもなく、それどころかむしろ高かった例もしばしばあった。しかしながら公衆衛生当局にしてみれば、何かしないではいられず、劇場や学校、玉突き場、そして教会にまで閉鎖命令が出された。一九一八年秋、どこにでも見られた風景だった。

人間を唯一の主人公とするのではない歴史学（生態学的歴史）の提唱者の一人であるクロスビーらしい表現で、人間の公衆衛生的な努力に対しては非常に辛辣だ。

なお、当時の米国で行われた公衆衛生措置とは、ここで書かれているとおり、患者の隔離、濃厚接触者への検疫、休校、公共の場での集会の禁止、劇場やダンスホールや教会の閉鎖などだ。基本的には、現在ＣＯＶＩＤ－19対策として行われることと大差はない。

さらに、クロスビーは東海岸の公衆衛生関係者から西海岸の諸都市に送られた「アドバイス」を再録している[10]。

まず木工職人と家具職人をかき集め、棺作りを始めさせておくこと。次に、街にたむろする労務者をかき集めて墓穴を掘らせておくこと。そうしておけば、少なくとも埋葬が間に合わず死体がどんどんたまっていくといった事態は避けられるはずです。

当時の流行の激しさを伝えるエピソードだ。さきほどデータを使わせてもらったハチェット論文とマーケル論文は、二一世紀になってクロスビーと同じスペイン・インフルエンザの歴史資料を統計学的に見直したものだ。その結論は次のようにまとめられる。

公衆衛生的な措置をすばやく行っても遅れたとしても、感染症による合計死者数（累積超過死亡率）そのものには影響しない（マーケル）か、もし影響するとしても弱い影響に過ぎない（ハチェット）[11]。つまり、総体的にみれば悲観的なクロスビー説が正しい。

だが、毎週の死亡者数でくわしく調べると、公衆衛生的な措置によって死者数ピークを下げるという効果はあるので（マーケル、ハチェット）、おそらく感染者数ピークを下げることもできていただろう。

ただし、ピークを下げても解決ではなく、まだ流行が収まっていない数週間の短期で措置を解除してしまうと第二波ピークが起きる（マーケル）。

個別の措置を一つ一つで評価すれば効果は薄く、たとえば休校と集会制限と施設閉鎖など複数の措置を同時に行うことで効果は中等度以上に強まる（ハチェット）。

都市による感染パターンの違いが大きいため[12]、一つの都市でうまくいった手法が他の都市に当てはまるとは限らない（マーケル）。

また、厳密に科学的な立場からいえば、そもそもこうした研究は過去のデータを使った相関性の分析なので、公衆衛生的な介入と感染症による死亡率の間に関係があるとまでは言えるが、それ以上の因果関係（公衆衛生的な介入によって感染症の死亡率が下がる）までは主張できない。

これらの限界を理解した上で、あえて、この教訓をＣＯＶＩＤ－19に当てはめると、以下のようになるだろう。

早期に公衆衛生的な措置をすることで、感染症そのものでの死亡者数は変わらなくても、感染者数ピークを減らすことで病院の混乱や医療崩壊を避ける可能性はある。

もし行う場合には、中途半端に一つか二つの措置をやっても無効なので、複数の措置を同時に行って、その人口集団の全体において人間同士の接触を減らす必要がある。

ただし、米国の国内でさえ地域ごとの違いが大きかったので、米国以外の国々、たとえば日本でどれだけの効果があるかは未知数である。

さらに、インフルエンザウイルスとコロナウイルスは種類が違うので、過去のスペイン・インフルエンザの経験が同じように当てはまるとはいえない。

悩ましいが、科学がいえるのはここまでだ。

公衆衛生的な対策であるＮＰＩは長期的に見れば、全体としての感染者数や死亡者数を減少させるほどの効果はない可能性が高いとの認識を前提とした場合、棺と墓穴を十分に準備する以外に何ができるだろうか。

この問題に別の観点から光を当てるために、当初はＣＯＶＩＤ－19対策としてＮＰＩを行うことに消極的だったイギリスの事例をみてみよう。

イギリスでの集団免疫論争

イギリスでは三月に入ってからパンデミックの拡大するなか、二七日、ボリス・ジョンソン首相がCOVID‐19と確認され、首相官邸に自主隔離となった。そのニュースでかき消されたようになったが、三月中旬には、イギリスのCOVID‐19に対する保健政策について論争——抑制戦略（Suppression）をとるか、緩和戦略（Mitigation）をとるか——があった。

三月一二日の首相演説で、ジョンソンは「多くの家族が愛する人を早く失うだろう」と悲観的な見通しを述べた後、「明日から、コロナウイルスの症状があっても、軽度の場合、つまり連続した咳が出始めたり高熱だけだったりの場合であっても、他の人びとを守り、病気の蔓延を遅らせるために、最低七日間は家から外出しないでください。また、七〇歳以上の方や深刻な病状のある人がクルーズに出かけることや、海外への修学旅行は推奨できない」と続けた[13]。

中国の強権的手法はもちろんとして、ヨーロッパ大陸でもイタリアがアウトブレイクを受けて三月一一日から全国的な封鎖措置という厳格な手法をとるなか、イギリスが最低限での行動制限を発表したことは世界的に注目され、NPIの信奉者たちから多くの批判も浴びた[14]。

感染拡大のなか、イギリス政府は、一六日には七〇歳以上の高齢者と妊婦には社会距離をとることを推奨し、ついに二三日には、必需品の買い物、通院、不可欠な仕事への通勤などを除く外出の禁止と警察による違反者の取り締まりという政策へと移行した。

ポピュリストと評されることも多いジョンソン首相の発言でもあり、COVID‐19を当初は過小評価していたが諸外国の様子を見て考えを変えた、と思ってしまいがちだが、それは皮相的だ。その政策を支えているのは、ロンドンのインペリアル・カレッジの公衆衛生グループによる感染拡大予測のシミュレーションであり、感染症対策でのＮＰＩの役割についての一貫した思想に基づいている。その根拠になったレポートはさまざまなシナリオを検討しており、とても読み応えがある。[15]

その思想を一言で表現すれば、「集団免疫（Herd immunity）」の哲学である。

感染症の拡大という現象を理論的に考えれば病原体が子孫を増やすというプロセスに還元できる（ここで人間は主人公ではない）。すると、人口予測の計算法と同じで、一人の感染者が未感染者の集団に入り込むと何人の感染者を生み出すか（基本再生算数R0）を計算し、それが1以上であれば感染は拡大し、1未満であれば終息していくとわかる。

多くの場合には、感染からの回復後にはそのウイルスに対する免疫が成立する。やがて、感染後に免疫を獲得した人びとが多数派となれば、感染者が別の未感染者と出会って感染症を移してしまう可能性は減少する。その結果としてパンデミックも終焉（安定状態）に向かうとの論理だ。感染が広がって人びとが免疫を持つのではなく、ワクチンが開発されて大規模に接種が行われても集団免疫として同じ効果は得られる。いずれにせよ、この思想のなかでのＮＰＩという手法の役割は、集団としての免疫とウイルスの感染力との平衡状態に達するまでの期間をできる限りなだらかに堪え忍ぶという限定的なものとなる。それは、爆発的な感染拡大ピークが起きて社会が大混乱に陥らないようにすることを目指す、つまり「緩和（Mitigation）」の戦略である。

これに対するのが「封じ込め」の哲学だ。R0を1未満にして感染縮小を実現するためにＮＰＩを徹底して実行することでウイルスなき世界を実現しようとする「抑制（Suppression）」の戦略である。だが、ワクチンのない段階で、接触感染や飛沫感染するパンデミックを全世界で封じ込める抑制戦略を取ることは現実的とはいえないというのがイギリスの報告書のトーンだ。この報告書では、それ以外でもかなり悲観的な予測が続く。ワクチンが開発されたとしても、予防効果の程度、免疫効果の持続期間、有害作用の軽重など問題は山積であって、効果があるかどうかはわからない。さらに、ワクチンや治療薬の研究開発には臨床実験まで含めれば一年から一年半かかるので、その期間に厳格なＮＰＩを続けるとすれば、社会・経済的な影響も甚大になる。

以上をまとめると、非現実的な目標であるパンデミック封じ込めのために人びとの自由を強く制限したり多くの社会・経済的コストをかけたりするのは政策として誤りで、感染ピークを下げるために必要最低限のＮＰＩを行うという方針が根底にあるとわかる。

その最低限のＮＰＩとして、当初は、全人口を対象とするのではなく、感染者（疑い含む）とその家族（濃厚接触者）の自宅隔離と高リスク者（高齢者など）だけの外出制限などの社会距離の方法が提案された。これが三月一二日までの状況だ。

だが、その後、入院者の三分の一が集中治療となったイタリアの状況を考慮に入れてシミュレーションし直したことで方針は変化した。封じ込めを目指さない場合でも、感染拡大のピーク時での混乱を避けるためには、全人口に対して社会距離の手法を強制する最大限NPIを行うことが不可避と判明したからだ。ピーク時に感染者が押し寄せて医療供給体制が機能しなくなれば、他の病気の人びとも命の危険にさらされ、死亡者数が加速度的に増大することになる。

三月時点での推計では、新型コロナウイルスのR0は2〜2・6とされる[16]。これは感染者一人から二人強の未感染者に広がっていくという意味だ。ここから単純計算すると、イギリス国民の六〇%である四〇〇〇万人が感染し、四月現在の死亡率でなら数十万人の規模での死者と推測される。その時点では安定状態となり、周辺の大都市との交流の少ない田舎町やウイルスに触れる機会の少なかった次世代の小さい子どもたちの間での散発的な小型の流行が起きるだけになるだろう。

ただし、R0はウイルスそのものの生物学的性質ではなく、手洗いや咳エチケットや社会距離など人間の生活習慣の変化によっても影響されるので、この感染者と死者の数は最悪のケースシナリオに基づいたシミュレーション結果に過ぎない。

結局のところ、NPIは集団免疫までの一時しのぎというのであれば、三月時点での中国の封じ込め「成功」は何を表しているだろうか。

ポスト封じ込めのシナリオ

COVID-19の中国や韓国での早期の制圧という状況を見れば、自宅隔離、都市封鎖、全住民の外出制限などによる社会距離の手法は、感染症の蔓延を予防する上で有効で重要な方法のように感じられる。イタリアやスペインなど欧州でも、社会距離の対策が厳格に施行されてから、感染の爆発的な拡大は鎮静化しつつあるようだ。

だが、NPIの有効性を評価しすぎるのはナイーブな見方で、強権的な社会距離の手法だけによる効果そのものは一時的なものかもしれない。

厳格な社会距離の手法は、人びとが病気を恐れ、その恐怖によるショック状態に陥っている間は可能だが短期間しか持続できない。モノやサービスの生産はいつか再開されねばならず、封鎖が長引けば心理的にも人びとは「パンデミック疲れ」から不満を蓄積させ始める。実際、中国政府は、早くも三月中旬から徐々に都市封鎖の解除や人びとの移動の拡大を試し始めている。

ここから先は、二つのシナリオが考えられるだろう。

一つは、感染拡大は終息したとみなした政府が、社会距離の戦略を解除したり緩めたりした直後に、封じ込めが破れて第二波のアウトブレイクを再発する可能性だ。そうすれば再び、厳格な社会距離の戦略を再開する必要性が出てくる。その結果として感染の拡大は落ち着く、そんな波を繰り返しながら、最終的には集団免疫（自然免疫であれ、ワクチンであれ、その両方であれ）に落ち着いていく未来がそこには待っている。そうすると、封じ込めを目指したものの、実際には緩和の戦略と同じところに行き着くことになる。先ほど紹介したイギリスのレポートでは、COVID－19の死者数や集中治療室入院者数がある閾値を超えたらNPIの手法を強化し、その閾値より下がったらNPIを緩めることで感染拡大を精密にコントロールする手法もシミュレーションされている。

もう一つの可能性は、社会距離の戦略が部分的には解除されながらアウトブレイクも起きない状態が長期にわたって持続することだ。それは、人びとの生活はパンデミック以前の状況に完全には戻ることはないものの、多少の不自由を伴いつつ、なんらかの警戒を続けることで、アウトブレイクを押さえ込み続けている未来だ。この場合は、ウイルスの再生産率Rも低下して1前後の状況が続いていると考えられる。

先ほどのレポートと同じインペリアル・カレッジの公衆衛生グループから出されたビッグデータ解析に、中国の五つの省と香港、マカオを対象に、中国の検索エンジン「百度」[17]の提供したGPSデータを用いて、都市封鎖や外出制限による外出頻度の変化と感染拡大の趨勢を比べた研究がある。[18]西洋的な個人情報の考え方からいうと、ほぼ全住民を網羅していそうなGPSデータが容易に収集できること自体に不穏さを感じるものの、そこは今のところ脇に置いておこう。たしかに、もともと平均五回くらいだった外出回数が、厳しい外出制限になった際にいったんは一回以下となっている（約八〇%減）。その後、制限の解除とともに徐々に回復してきているが、外出回数の増大につれて感染拡大が再活発化した形跡はない、という。

この傾向がそのまま続くのだとすれば、中国社会は、先ほど考えたシナリオのうち二番目に近い状態となったといえる。これが意味するのは、最初は強制的に導入されたNPIの少なくとも一部が人びとの生活や文化に持続的に取り入れられて、ウイルスの再生産率Rを1に近い数字に保っているということだ。それは、厳しい外出制限が緩和された後も、行動変容や文化変容が継続していることの結果ではないだろうか。

たとえば、以前よりは人と会う距離は遠くなり、唾が飛ぶような大声では話さないようになり、顔を触ることは少なくなり、手洗いの回数が増え、他者への配慮として少しでも体調不良や発熱があれば必ず休みを取る、といったわずかな違いが積み重なっての相乗効果かもしれない。歴史学者ならば「マンタリテ（心性）」の変化、社会学者ならば「ハビトゥス」の変容、古き良きマルクス主義者なら「文化革命」と呼ぶようなプロセスだ。

もちろんこれはあくまで推測で、これから第一シナリオのようにCOVID－19の流行がNPIの緩和に伴って復活する可能性も捨てきれない。あるいは、これまでのコロナウイルスによる鼻風邪が通年で存在して冬に増加していたとの同様に、COVID－19も次の冬に再びそれなりの流行を起こすことも考えられる。

NPIと生政治

あるNPIが、ある社会で過度な強制や監視として拒否感をもたれず、どれだけ現実に実行されるか、すなわちNPIの実行可能性という問題は重要だ。そのとき、私たちは、NPIが感染予防において医学的に有効かどうかとは別に、その手法がその社会で受け入れられるかどうかという倫理的な側面を考えなくてはならない。

西洋的な価値観にとってＮＰＩの限界点となるのは強制による自由の束縛——人権とりわけ個人の身体の不可侵性やプライバシー権——の扱いである。ＣＯＶＩＤ-19に則していえば、外出制限などのＮＰＩは、強権的に罰則で強制するのではなく、なるべく「自粛」であることが目指される。

そこで理想とされる、自発的な服従に基づいた優しい隔離・検疫の社会は、ミシェル・フーコーによって「生政治（バイオポリティクス）」と名付けられた社会のあり方そのものだ[19]。病気を予防し、健康を増進し、生物としての人間の生命に配慮する福祉と安全の効率的なシステムとしての生政治は、まさにＣＯＶＩＤ-19対策の目指すものとぴったり重なり合っている。さらに、こうした生政治は、専門家による社会工学的なマネジメント、つまり政治につきものの社会的対立や党派的利害からは無縁の合理的な統治として提示されている。

パンデミックの制圧に関する生政治的な想像力の向かう先には、ＮＰＩのアクセルとブレーキを組み合わせて自動運転のように流行を制御するシナリオ、行動変容や文化変容を適度に起こしてアウトブレイクを予防するシナリオ、ベーシックインカムのような所得保障で「自発的に」行動制限が実現する見通し、感染ピーク予測で感染者への合理的サポートと資源配分を行うプラン（高齢者は「自発的に」人工呼吸器を辞退する！）、などが現われる。

しかし、忘れてはならないのは、このように脱政治化された生政治の上昇は、しばしば政府によって宣言される「非常事態」という極めて政治的なできごとによって生み出される点だ。そして、ＣＯＶＩＤ－19以前の社会秩序やルールの一部を宙づりにしてしまう非常事態の容認を可能としているのは、恐れを軸として人びとを集合化して動員する「恐怖の政治学」なのである。

さまざまな恐怖がマスメディアを通じて喧伝されることで怯えた人びとは、パニックを起こさないように言い聞かされ、まるで従順な家畜のように集められ、非常事態の下で、たんなる生命としての効率的な管理――生政治――を受け入れるようになる。パンデミック対策として封鎖された地域での生活が、交通は遮断されたなかで最低限の生活資金は保障されつつ、働くことも政治活動も制限されている点で、生き延びることだけを許され人権を最小化された難民キャンプでの生活と似通っているのは偶然ではない。

ここで作動しているのはＣＯＶＩＤ－19のアウトブレイクへの恐れだけではないことには注意が必要だ。パンデミック制圧を目指す厳格な公衆衛生的手法による人権侵害への恐れ、寛容すぎる対策で制圧に失敗する恐れ、パニックや医療崩壊という無秩序への恐れ、不況による失業と貧困への恐れ、衛生的でない文化や「外国人」への恐れ、などリストはいくらでも続けることができる。独裁による人権制限への恐れに対してさえも、法で規制された緊急事態宣言であれば、期間と目的が制限されていること（無際限の主権独裁ではなく期間限定の委任独裁）で、一定の安心を生み出すことが可能だ。

何を恐れているかはそれぞれで異なっていても、恐れの情動に支配された人びとには一つの共通点がある。それは、自らを被害者になりうる得る受け身の存在として経験している脆弱な主体である点だ。そうして立ち現れるのは、感染させられる被害者としての自己憐憫であり、恐れを慰めるための想像的な安心を求めての集合的な行動化である。そこにあるのは、未来に開かれた集合的構想力ではない。そして、他者は、感染させないための配慮の対象として社会距離をとった上で尊重されるべき「良い他者」と病原体をまき散らすかもしれない感染源としての「悪い他者」という二つの相反するイメージに分裂する。「悪い他者」に対する不寛容や攻撃は、ときに宗教的情熱をもって行動化される。

現実的な対策からは目をそらし、病原体を「中国ウイルス」や「武漢ウイルス」と呼ぶことで悪魔払いしようと奮闘し、パンデミックに対するグローバルな対策への支援を拒否するトランプ政権のように、スケープゴートとしての「悪い他者」を名指して排除する人種主義や排外主義が強化される場合もあるだろう。この恐怖の政治学が、独裁と紙一重の剝き出しの権力としての非常事態と脱政治化された社会管理としての生政治を貫いている。

こうした場合に私たちが思い出すべきは、「被抑圧者の伝統は、ぼくらがそのなかに生きている「非常事態」が、非常ならぬ通常の状態であることを教える」[20]というベンヤミンの教えだ。

ウイルスが人間を襲うのは生物学的過程だが、人間の生死は生物学のみによって決まるわけではない。一〇〇年前のスペイン・インフルエンザでの全世界の死者数は数千万人とされているが、そのおよそ半分の一七〇〇万人は英国植民地として食糧不足にも苦しめられていたインドでの死者だったという。[21]また、日本の植民地だった朝鮮では、朝鮮人の死亡率は（朝鮮半島に住む）内地人の一・三倍だったという推計もある。[22]

極めて感染力の強いペストでさえも社会経済階層によって死亡率に違いがある。[23]インドでの一九〇三〜一九二一年までのペスト流行では一〇〇〇万人が死亡している。その住民一〇〇万人当りの死亡数は、低カーストのヒンズー教徒で五四人、カースト高位であるバラモンで二一人、ヨーロッパ人では〇・八人とされる。

新型コロナウイルスもまた、すべての人間を平等に襲うわけではない。米国でもCOVID－19の死者数が経済格差や「人種」差に連動しており、ニューヨークの死者数ではアフリカ系やヒスパニックは「白人」の二倍にのぼるとの報告がある。[24]非常事態が照らし出すのは、私たちが前提としてしまう「通常」に存在するいびつさである。

マスクを付けるべきかどうか、手洗いをどの程度すべきかと悩むには、マスクを買うお金と水の出る蛇口を持っていなければならない。

自宅隔離されることを心配するには、その日暮らしやホームレスであってはならない。

医療崩壊を不安に思うには、ふだん病院にアクセスできていなければならない。

社会距離を十全に保ち続けるには、日常生活に介助や支援を必要としない「健常」な成人でなくてはならない。

ＮＰＩの条件

日本では、緊急事態が宣言されたことに伴って、その内容や強制性の有無などが主に論じられた。だが、非常事態であれ通常事態であれ、たんなる生命として以上の社会的存在として、人びとは生きる。命令の出し方やタイミングを考える以前に、影響を受ける住民に対する経済的・社会的サポートを優先して初めて、人びとが感染症予防を実行できる環境が整うのではないか。

その前提条件になるのは、影響を受ける住民の生活を保障する経済的・社会的サポートだけではない。ＮＰＩによる社会的な活動低下のなかでも障害者、病者、子どもや病弱な高齢者などの社会的弱者については、その基本的ニーズを提供する配慮もまた含まれる。つまり、支援金のような経済的なサポートだけでは十分ではないということだ。なぜなら、社会的弱者にとって基本的ニーズとなるのは、金銭的支援だけではなく、親密な身体的接触を含むケアと介助などの社会的サポートだからだ。障害者、病者、子どもや病弱な高齢者などにとって、社会距離をとり続けることは生きていけなくなることと等しい。身の回りの介助、身体の世話、食事の手伝いはもちろん、自立生活を送っている重度障害者の人工呼吸器の管理などを二メートル離れて行うことは不可能だ。

そこでは、ケアする者と本人の間での濃密な身体的接触を避けることはできず、パンデミックの時期には、マスクやガウンや清潔を守るための基本的テクニックが、いつも以上に必要となる。だが、ＮＰＩの実践が封鎖に近い状況となり、社会的交通が遮断されてしまえば、そうしたニーズを持つ人びとに、的確な（金銭以外の）サポートを個別的に届けることは困難を極めるだろう。欧米でのＣＯＶＩＤ－19の流行において、独居の高齢者の孤独死や老人ホームのような施設での大量死などが報告されているのはそのためだ。

病気や障害によって社会的に脆弱な存在、濃厚な接触によるケアを必要とする依存的存在になる可能性は誰にでもある。そもそも、人びとに加齢は平等に訪れる。生政治によって一方的に管理されるたんなる生命へと還元されてしまわないためには、パンデミックの時代に社会距離を取らない生き方の流儀もまた私たちは発明していかねばならない。

注

（1）城山、二〇二〇

（2）Mason, 2016, p.33.

（3）https://www.scmp.com/news/china/society/article/3076323/third-coronavirus-cases-may-be-silent-carriers-classified

（4）https://www.democracynow.org/2020/2/7/laurie_garrett_china_coronavirus_response

（5）WHO, 2019

（6）https://www.bundeskanzlerin.de/bkin-de/aktuelles/fernsehansprache-von-bundeskanzlerin-angela-merkel-1732134　Mikako Hayashi-Husel 氏による邦訳は https://www.mikako-deutschservice.com/blog での「ドイツ語ニュース詳細解説」

（7）Hachett et al. 2007

（8）Markel et al. 2007

（9）クロスビー、二〇〇四、九七頁

（10）クロスビー、二〇〇四、一一八頁

（11）ある要素の影響の強さは、統計学では相関係数の大きさで判断できる。

（12）統計学的には、都市要因と他の要因との間の交互作用の寄与が非常に大きい。

（13）https://www.gov.uk/government/speeches/pm-statement-on-coronavirus-12-march-2020

（14）Public request to take stronger measures of social distancing across the UK with immediate effect (http://maths.qmul.ac.uk/~vnicosia/UK_scientists_statement_on_coronavirus_measures.pdf)

（15）Ferguson et al. 2020

（16）欧州諸国での実際のR（実効再生算数）を計算すると、二月下旬から三月上旬の流行が爆発的に拡大した時期には4に達していたようだ（Flaxman et al. 2020）

（17）R0を実際の感染症について実データを使って時々刻々と計算したものを「実効再生算数（Rt）」と呼ぶ。その時点で感染が拡大（1より大）しつつあるか、縮小（1より小）しつつあるかを示す指標で、時間ごとに変化する。

（18）Ainslie et al. 2020.

（19）美馬（二〇一五）の第三章「生を治める　現代社会のバイオポリティクス」を参照。

（20）ベンヤミン、一九九四、三三四頁

（21）脇村、二〇〇二、一一四頁

（22）速水、二〇〇六、四〇四頁

（23）シゲリスト、一九七三、上巻九〇 - 九一頁

（24）https://publicintegrity.org/health/coronavirus-and-inequality/black-or-hispanic-in-new-york-data-says-youre-at-greater-risk-for-covid-19/

第六章　隔離・検疫の哲学と生政治

感染症が「近代」をつくる

まず最初、空間の厳重な碁盤割りの実施。つまり、その都市およびその〈地帯〉の封鎖はもちろんであり、そこから外へ出ることは禁止、違反すれば死刑とされ、うろつくすべての動物は殺され、さらにその都市を明確に異なる地区に細分して、そこでは一人の代官の権力が確立される。それぞれの街路は一人の世話人の支配下におかれて、その街路が監視され、もしも世話人がそこから立ち去れば死刑に処せられる。指定された日には、各人は家に引きこもれと命令され、外出が禁じられて、違反すれば死刑。（中略）各家庭では必需品の買い入れを済ませておかねばならない。(1)

これは、一七世紀末のフランスのある都市でとられたペスト対策としての都市封鎖の手順である。引用の元は、ミシェル・フーコーの主著の一つ『監獄の誕生』。COVID－19の時代を生きる私たちにとってどこか見覚えのあるこの風景を、フーコーは「近代」の原像として提示している。

なお、ペストは、もともとクマネズミなど齧歯類の病気で、その点ではCOVID－19と同じズーノーシス（人獣共通感染症）の一種である。ただし、感染経路はノミ経由で、ネズミの血液を吸ったノミが人間の血液を吸うことで人間への感染が起きる。そうすると、数日の潜伏期で高熱が生じ、脇の下や太ももの付け根のリンパ節が腫脹して化膿し破裂する。それが腺ペストである。全身にペスト菌が広がると、敗血症となって内出血を生じるため皮膚が黒ずむ。このため、「黒死病」とも呼ばれた。

ノミから人間に感染するだけでなく、やがて肺にまでペスト菌が達して喀血するようになり、人間から人間へと感染を起こすようになったのが肺ペストだ。こうなると感染性も（抗生物質がないときの）死亡率も極めて高い恐るべき病気となる。

さて、近代とは何か、という問いは大上段過ぎて、本書の射程をはるかに越えている。だが、パンデミックに対する世界各国の対応、そしてアフターコロナの時代に何が起きるかを想像してみれば、近代を支えてきた個人の自由と人権の不可侵性という思想が感染症予防という大義の前に大きく揺らいでしまったことに疑いの余地はない。

本章では、フーコーの近代論（権力論）を紹介しつつ、隔離・検疫の哲学について考えてみたい。その理由は、フーコーの近代論は、合理性や法律や人権という近代の歴史の語り方を相対化して、人間の身体や生命やそれらを対象とする医学などの具体的な社会制度に着目し、西洋を起源とする近代をどう歴史的に理解するかに変革をもたらした思想として評価できるからだ(2)。

たとえば、彼は神話や呪術を克服した近代社会での理性や科学の支配について、啓蒙思想や歴史の進歩としてではなく、一七世紀においてフランスで拡大した精神障害者（狂気）の社会的排除（「大いなる閉じ込め」）にその起源を見ようとする。つまり、理性が勝利者となる歴史という物語は摩擦なしに進んだのではなく、「非理性」とされた人びと──「狂人」に限らず、働かない人びとや犯罪者や貧民や高齢者──を社会から大規模に排除する監禁施設を創設したことで「近代」が産み出された社会的過程でもあったと説いている。ここから導きだされるのは、近代的な価値観としての理性や人権という思想が、そうした近代社会の秩序に従わない／従えない人びとを強制的に排除することで可能になったというスキャンダラスな含意である。

それでは、「異物」を排除した後の社会において、近代につながる秩序はどのようにして生み出されたのだろうか。その問いへの答えが、本章の冒頭で紹介したペスト対策というモデルである。

フーコーの権力論としては、「一望監視装置（パノプティコン）」がよく知られている。それは、字義通りの意味としてはジェレミー・ベンタムによって発案された近代的な監獄システムのことだ。中心にある監視塔の周囲に多数の独房を配置し、監視塔のなかの監視員は独房からは見えないままに、すべての独房の中を見ることはできる仕組みである。暴力によって強制しなくても、人びとは監視されているかどうかわからない不安のなかで、「自発的」に権力に対して従順に服従させられるという巧妙で効率的な仕掛けだ。

フーコーは、ベンタムのパノプティコンを、暴力という野蛮を最低限にしながら多くの人びとを効率的に服従させる装置の原型として扱っている。たしかに、近代社会では、多人数を画一的かつ効率的に扱う社会制度——学校や職場や軍隊など——が必須であり、そこでの秩序の維持には、暴力による強制ではなく、監視を通じた自発的服従が大きな役割を果たしている。歴史観の細かい点ではフーコーに対する異論や反論もあるだろうが、監視が近代社会の権力の中心にあることについては、多くの人びとが同意するだろう。彼は、パノプティコンと結びついたこのタイプの権力が人びとの反抗の芽を事前に摘み取って従順に飼い慣らすという側面に着目して、これを規律訓練の権力とも言い換えている。

さらに、フーコーは、およそ一世紀半の隔たりがある一七世紀のペストへの対策と一九世紀のパノプティコンの間には、遍在する監視という面で継続性があるとも指摘している。ペストに襲われた都市という非常事態のもとで立ち上がった強制的な権力が、よりソフトな装置として日常性のなかに入り込んできた姿がパノプティコンだというのだ。

だが、この監獄に由来するパノプティコンは窮屈な仕組みであって、監視する側はともかくも監視される側は諸手を挙げて歓迎するわけではない。そのため、受刑者を強制収容している監獄では取り入れられても、人びとの同意を得ながら社会の全体に広がっていくことは容易ではない。そこで、パノプティコンを社会全体に拡げて推進していく梃子となったのが社会の無秩序状態に対する恐怖だった。その背後にあったのは、放置すると無秩序や混乱やパニックを生み出すペストという古くからの強迫観念である。いわば、社会の行く末はパノプティコンか野蛮か、どちらかを選べという究極の選択だ。

そして、この規律訓練の権力を念頭に置いて冒頭の都市封鎖を読み直せば、ペストでの都市封鎖は秩序を行き渡らせる理想的なモデルとして機能しているとわかるだろう。それを実現可能としていたのは遍在する監視のもつ規律調教の力であり、人びとはペストへの恐怖からそれに従っていたのだ。

ペストに襲われた都市は、すみずみにまで階層秩序や監視や視線や書記行為が及んで、個人のすべての身体を明白に対象とする広域的な権力の運用のなかに身動きできなくなる状態――それこそは完璧なやり方で統治される居住区の理想世界なのである(3)。

こうして一七世紀から現在に至る長いタイムスパンで考えれば、ペストという非常事態が要請した隔離・検疫という権力の効率的な運用は、近代社会の理性の起源だったのであり、ＣＯＶＩ

D－19のパンデミックに伴って世界に拡大した都市封鎖や緊急事態の宣言は、その起源の再演であったとわかる。二一世紀において深化し拡大した隔離・検疫は社会的な交通を封鎖して社会活動を麻痺させ、感染しているかどうかを問わず多くの人びとの自由と人権を制限する。そうであるにもかかわらず、この事態を、単純に自由と人権の制限という視点から批判することが難しいのはこのためだ。自由という理想や人権という規範を産み出した近代は、フーコーが暴き出したように、歴史的には非理性を排除し異物をいわば隔離・検疫することで可能となった上澄み液の近代に過ぎない。

少なくとも私たちの知る近代社会は隔離・検疫にその起源を持っている以上、危機の時代には隔離・検疫が回帰してくることを、嫌々ながらでも私たちは選択せざるを得ない。だからこそ、自由と人権という価値観そのものを問い直し、今までとは根本的に異なる別の近代のあり方を探し求めなければならないのだ。

あるいは、こう言い換えてもいいだろう。私たちは、ＣＯＶＩＤ－19のパンデミックにおける都市封鎖の時代を経験することで、始まりに戻って、一七世紀以来たどってきたのとは違うもう一つの別の近代を構想する千載一遇のチャンスを手にしている、と。もちろん、それは容易な道筋ではなく、失敗して、情報テクノロジーで武装した、より巧妙で精密で息苦しい監視の社会へと行き着くこともあり得るかもしれない。だが、パンデミックというグローバルな問題と身近な生活習慣の問題が直結することを誰もがはっきりと理解しつつあることは一つの希望である。

公衆衛生と社会防衛

あり得べき別の近代について少しでも具体的な像を導き出すため、いましばらくは一七世紀から現在までの歴史をたどり、フーコーの議論を導きの糸として考察を進めていくことにしよう。ここまで紹介してきたパノプティコンは、個人を対象として働きかけるミクロな性質の規律訓練の権力が監視を通じてどのようにして作動するかのモデルだった。

フーコーは後に『性の歴史1　知への意志』において、これを法や人権の主体としての人間ではなく、生きている人間の生命それ自体に関心を向ける統治のあり方として理論化しなおし、「生政治（バイオポリティクス）」や「生権力」の一側面として論じるようになる[4]。そのとき、彼は、個人的身体を対象とする規律訓練の権力という軸と対比し、人間の集合的身体つまり人間集団や人口全体についての知識や管理という生政治（生権力）のもう一つの軸に対して注意を向けている。

第二の極は、やや遅れて、一八世紀中葉に形成されたが、種である身体、生物の力学に貫かれ、生物学的プロセスの支えとなる身体というものに中心を据えている。繁殖や誕生、死亡率、健康の水準、寿命、長寿、そしてそれらを変化させえるすべての条件がそれだ[5]。

ここで想定されているのは、人間を、それぞれ個別の顔貌をもった個人として扱うのではなく、モノのように匿名化して積み重ね、数え上げて人口集団つまりはマス（多数）として扱う手法だ。これは、近代社会に特有とまではいえないまでも、近代において飛躍的に洗練の度を強めた統治の方法論である。その起源は、近代の中央集権国家が、その官僚機構を通じて、徴税や徴兵に必要な人口や所得や健康状態など多様なデータを収集し、国力として客観化し、それを増強するために努力し続けてきたことにある。それらが元になって生まれたのが統計学や社会学など集団としての人間に関わる学問体系であり、そうした知識に基づいた公衆衛生的な地域や人びとへの介入だ。

多数の人びとを何らかの計算に基づいて効率的に管理して有用性を引き出す人口の生政治は、公衆衛生にだけとどまるものではない。一つの目的達成のために多人数が集められる場である軍隊や学校や職場での経営管理とも結びついている。また、フーコーによれば、こんにち福祉国家と呼ばれる社会システムもまた、この生政治の延長線上にあり、とりわけ集合的身体としての人口の健康に配慮する公衆衛生を具現化するものだという。

人口つまり集合的身体を対象とする公衆衛生的な医療介入において重要なのは、個々人としての病者の治癒はそれ自身として目標にはされないところだ。たとえば、ある感染症に確実な治療法が存在しないとしよう。そのとき、感染者の個人的身体に対する治療は慰めでしかなく無力だ。だが、人口の生政治という点からは、「感染源」とみなされた感染者を隔離・検疫して「社会防衛」することが目的となる。そのとき、個人の幸福や健康という価値は、かけがえのない質的なものとしてではなく計算可能な数値として扱われ、ある生政治的な介入によって集団の得る合計としての価値と個人の得る価値や損害の間で比較が行われている。その上で、個人の自由と人権という価値を犠牲にして、社会を防衛することが目指されているわけだ。そこには必ず、どんな形であれ、こうした功利主義的な計算が背後に控えている。

もう一つの重要な点は、この生政治においては、個人の治癒という目標に代わって、社会における予防が目標とされている点である。つまり、介入の対象となるのは隔離・検疫されるべき感染者だけには限られない。健康な人びともまた、社会防衛という同じ一つの目的のために、感染を予防する生き方、さらに一般的には健康増進のための生活習慣に従うことを求められることになる。いうまでもなく、こうした行動変容は、かつてのペストの場合のように暴力による脅しでの強制によってではなく、自分自身の健康のため「自発的」に実現されていく。近代において、それを可能とするのがパノプティコンという装置である。

このようにして、公衆衛生という社会防衛は、さきほどペストとの関連で述べた個人に対する規律訓練の権力と一体化した生政治を形作っている。いいかえれば、ペストに襲われた都市という例外状態からパノプティコンが一九世紀に社会全体に拡散する事態と、予防を目的とする公衆衛生（人口の生政治）が病者から健康な人びとを含めた人口全体へと介入を拡大していく事態とは並行関係にある。

この公衆衛生という側面では、一九世紀から二〇世紀にかけて一〇年から二〇年ごとに五回のパンデミックを引き起こしたコレラが結果として重要な役割を担った。

コレラは、コレラ菌で汚染された食物や水による経口感染で伝染する病気で、潜伏期は数時間から五日程度で重症の下痢を引き起こす。脱水症状によって顔貌が変わり、循環不全となるとチアノーゼが出て青ざめるため、欧州では「青い恐怖」とも呼ばれた。また、一九から二〇世紀に大規模に発生した感染症としては死亡率が高く（五〇％以上に達することもある）、死に至る病気の進行も数日と早かったため（日本では「三日コロリ」と呼ばれた）、社会に与える影響は大きかった。

コレラと公衆衛生の関係でよく知られているのは、コレラのパンデミックをきっかけとしたロンドンでの環境衛生や都市衛生の推進だ。コレラの第一次パンデミック（一八一七―二四年）は、インド、中国、日本などアジアにほぼ限局していた。その後の第二次パンデミック（一八二九―三七年）、第三次パンデミック（一八四〇―六〇年）では、文字通りの世界流行となり、一八三二年にはイギリスにもコレラ流行の波が訪れた。イギリスでは産業革命後の貧富の格差が甚だしく拡大し、労働者の生活は貧困を極め、都市部での発疹チフスの流行も相次いでいた。そこにコレラが侵入したとき、その被害もまた甚大なものとなった。その状況を打開するために、社会改革者たちが実行したのが、上下水道の整備という衛生改革だった。当初は、下水の排水機構がうまく設計されておらず、思惑とは逆に水を経由したコレラ蔓延を拡げてしまう失敗もあったものの、後には、この衛生改革は、コレラだけでなく多くの感染症の死亡率を低下させることに成功した。

この時代のイギリスの社会改革や公衆衛生を代表する人物が、ベンタムの友人でもあったエドウィン・チャドウィックである。生政治という面での彼の果たした大きな役割は、スティーブン・ジョンソンの『感染地図』で、簡潔かつ適切に要約されている。

彼は一八三二年に救貧法委員会のメンバーに任免されたのを皮切りに、一八四二年には労働者階級を対象とした画期的な衛生調査をおこない、一八四〇年代後半には下水道行政の長官として過ごし、ついに公衆衛生局長の地位にまでのぼりつめ、現代の私たちが当然と思っているさまざまな行政サービスの基盤を、すべてとは言わないにしてもかなり築くのに貢献した。たとえば政府は、全市民、とりわけ最貧層の健康と暮らしを守ることを旨とすべきであること、自由市場の中で置き去りにされてしまう社会問題を中央政府主導で解決すべきであること、公衆衛生問題はインフラ整備や防止策の面で政府の大がかりな投資を必要とすることなどだ。(6)

医学史からみて興味深いのは、こうした一八四〇年代での衛生改革が、ドイツのロベルト・コッホによるコレラ菌の発見（一八八四年）以前にすでに行われて一定の成果を挙げていたことだ。さらに、チャドウィックを含めて当時の衛生改革者の多くは、コレラなどの伝染病は人間から人間に感染して広がっていくという接触伝染説に対して批判的で、ある特定の季節にある地域に滞留した「コンスティテューション」ないし「ミアスマ（瘴気）」すなわち悪臭やよどんだ空気が原因となって一度に多数の病者が生まれると信じていた。近代の生物医学の礎となった病原体説を否定していた衛生改革者たちが、生物医学的には誤った理論に基づいて行なった悪臭を取り除くための上下水道整備と環境衛生という生政治によって、人びとの健康状態を飛躍的に改善したことは歴史の皮肉だ。

感染症の近代をフーコーの権力論と関連づけたここまでの議論をまとめておこう。

一七世紀から現在に至るまでの長い近代は、生きた人間を馴致する生政治（バイオポリティクス）が徐々に地歩を固めて福祉国家へと至る時代として見通すことができる。だが、この理性的な統治の秩序は、その起源からして他者や異物の排除と不可分である。

その生政治には、監視によって人びとを従順に服従させる個人的身体をターゲットにした規律訓練の権力と、人口など集合的身体への介入とそれを可能にする知識（公衆衛生など）の二種類が含まれている。前者の規律訓練の権力（パノプティコン）が理想とする状態の原初的イメージがペストによる都市封鎖という非常事態だった。後者の人口の生政治は、コレラ対策などの都市環境整備と密接に結びついている。

生政治と社会的排除

ここまでは、人口の生政治の明るい側面つまりは環境衛生や都市衛生という福祉国家に繋がっていく流れを中心に追った。こんどは、その裏面すなわち人口の生政治と排除の関係について、感染症との関わりを中心に日本の明治期を例として見てみよう。(7)

文明開化を唱える明治政府による近代的な衛生制度の始まりは一八八〇年前後に相次いでいたコレラ流行（第四次と第五次のパンデミック）に対する「虎列刺病予防法心得」（一八七七年）だったとされる。これは患者の隔離、検疫、消毒法などを定めたもので、一八七六年に文部省から内務省に移管された衛生局の業務として行われた。同じく内務省の管轄であった警察行政の延長上にある強権的なものだったことは、「人民各自の注意に任して足れりとすべきものに非らず、必ず勧奨或は強迫して奉行せしむるは保護の要件なりとす」という一節からも推測できる。実際に、地域で病者の隔離・検疫を行った検疫委員に任命されたのは、巡査や医師（西洋医）であった。そして、病者は「成る丈け人家隔絶の場所に建設」された避病院に隔離された。避病院には黄色の布に「コレラ」と書かれた旗が立てられ、交通は遮断された。さらに、死体は消毒をした上で「一定の場所」で埋葬された。

当時は治療法もない上に、隔離された病者へのケアも不十分だったため、社会防衛としての公衆衛生に対する人びとの反発は強く、医師や巡査や地方官吏への襲撃などが各地で起きた（「コレラ一揆」）。「西洋医が毒を盛っている」、「避病院では生き肝を盗る」という噂があったなど、こんにちでいえばフェイクニュースでパニックになった無知な人びとの暴動と見えがちだ。たとえば、一八七九年山口県では、巡査のコレラ予防説明会（説諭会）が騒ぎとなって巡査四名が殺害されている。だが、その際、人びとの要望としてこんな声が上がっていたという。

親も子を顧みるを能わず、妻子兄弟互いに看護されず且葬式の礼を行を得ずとは、犬猫同様の始末なるに、加斯の言を以て説諭杯とは嗚呼がまし。[8]

この言葉は、効率性を重視し人間をたんなる生命として扱う生政治に現われ得る非人間的な一面を正確に言い当てて批判している。

こうした民衆の声を丹念に拾うことで、社会史や民衆史では、コレラ一揆のなかにある種の人間主義や民主主義につながる要素を読み取ろうとしている。西洋医学的な公衆衛生を強権的に推し進める明治政府と伝統社会に生きる一般の人びとの間の文化的な対立とそこに根ざした民衆の自立的な抵抗という背景のなかで起きたという解釈である。つまり、コレラ一揆だけを取り出すのではなく、富国強兵に向けて地租改正による増税や徴兵制を推進する明治政府に反対して一揆という形で頻発していた自発的な社会運動——農民一揆や血税一揆から自由民権運動につながっていく——の一部として見るべきだというのだ。とはいえ、巡査や医師を集団で殺害することは、コレラの蔓延防止に役立つわけではない。その意味では、行き過ぎた過剰な暴力の行動化であった。

暴動や国家官吏の殺害にまで至らなくても、避病院とそこへの強制隔離を行う警察への忌避感は強く、「病院つぶれろ、警察やけろ、巡査コレラで死ねばよい」との歌が流行ったともいう。[9]このコレラ一揆に示されるとおり、明治政府とその近代化を支える国家エリートと結びついたものとしての隔離・検疫は、当時の民衆に強く拒否された。だが、それは病者が地域社会に受け入れられて暖かい配慮を受けることができたことを意味するわけではない。近代の生物医学的な消毒や清潔とは異なるにせよ、病者を「穢れ」として排除するという意味での隔離・検疫は民衆の心性のなかにしっかり根付いており、伝統社会の生活様式の一要素でもあった。

そのことをもっともよく示しているのは、ハンセン病のケースだろう。ハンセン病はらい菌によって起きる慢性的な病気で皮膚症状（皮膚炎や結節）と神経症状（手足の感覚が鈍くなったりする）が主に見られる。このため、重度のハンセン病では四肢や顔の変形や欠損が生じる場合があり、その外見の変化が世界の多くの地域で過去から連綿と続くハンセン病の病者に対する激しい差別の原因の一つとなった。とくに西洋のキリスト教社会では、ハンセン病者は宗教的な罪や罰と結びつけられ、穢れた人びとと見なされた。

日本でのハンセン病は、かつて「業病」や「天刑病」とよばれて道徳的・宗教的な落ち度と結びつけられていた。さらに、濃厚な接触による家族内感染が多かったため家族性の病気とも考えられた。そこで、病者だけではなく家族も地域社会から排除されることになった。そうした差別や排除を恐れた家族が病者を排除したり、病者が「自発的」に家族や地域との縁を切って放浪者となったりすることも多くあった。

一八七三年にはノルウェーのアルマウェル・ハンセンが「らい菌」を発見し、遺伝する病気ではなく感染症と判明するが、そのことによって、伝統的な病者の排除は「科学的」な根拠を得て、生物医学的な隔離・検疫と一体化されていく。

そのような状況の中で作られた「らい予防法」（一九〇七年公布）では、医師の届出義務と「無資力で浮浪する患者の強制収容[10]」などの社会防衛の要素が大きいものとなった。ハンセン病を不治の病と見なした上で、生涯隔離を前提とした強制隔離収容政策は、一九三〇年代から戦後まで続く「無らい県運動」を一つの頂点として、病者の徹底的な社会的排除を目指すものとなった。全国で展開された「患者狩り」、それに続く療養所への監禁に加えて、入所者がときに優生学手術（断種）を強制されたことは、人間からすべてを剝ぎ取ってたんなる生命として扱う生政治の極限ともいえる。コレラ一揆参加者の言葉を借りれば、それは「犬猫同様の始末」だ。

病者への差別と過酷な強制隔離は、ハンセン病の感染力は弱いことが判明し、治療薬プロミン（一九四三年に開発された）によって治癒可能な病気になった後も日本では継続された。ようやく「らい予防法（ハンセン病予防法）」が廃止されたのは一九九六年である。その後の元ハンセン病者による国家賠償訴訟では、二〇〇一年に原告全面勝訴の判決が確定し、日本国政府も正式に謝罪している。

このようにして、差別と排除に関わる生政治は、きわめて非人間的なものにもなり得た。だが、それでもなお「生」政治として、単純に抹殺するのではなく、排除しつつも社会のなかで施設に監禁することで排除された人びとの生命には（非人間的なまでに最低限であっても）配慮をしていたと見ることができる。生政治はこうした両義性をもっているのだ。

感染症と他者

ハンセン病の例でも紹介したとおり、感染症に関わる排除や差別は生政治よりも古い。歴史家のジャン・ドリュモーは『恐怖心の歴史』のなかで、ペストに襲われた中世の都市でユダヤ人やハンセン病者が、ペストを広めた罪で告発され、処刑されていたことを紹介している。

最初の最も自然な動きは他者を告発することだった。罪人の名をあげること、それは説明できないことを了解可能なプロセスへと引き戻すことであった。それはまた、死の種をまき散らす者たちがその不吉な仕事を続けるのを妨げることによってひとつの対抗策を実施に移すことであった。しかしもっと深いレヴェルにまで降りなければならない。流行病がひとつの懲罰であったとすれば、無意識のうちに集団の罪を負わせられるようなスケープゴートを探し求める必要があったのだ。(11)

感染症が社会に広がるとき、感染症に対する恐怖は、「私たちではなく奴らの病気だ」とか「奴らが広げている病気だ」という論理によって、他者への恐怖や憎悪へと置き換えられる。一四世紀ヨーロッパでのペスト流行では、ユダヤ人たちが井戸に毒を投げ入れたとの噂が流れた。同じ時期には、ヨーロッパ各地でユダヤ人迫害が起きている。

ただし、ここには、ペストへの恐怖だけではなく、さまざまな政治的背景もあった。なぜなら、虐殺されたユダヤ人の金貸しに対する負債は帳消しになり、都市の不動産業者など「ユダヤ人居住地の破壊によって数多くの人びとが莫大な金銭的利益を得た」[12]からだ。地方政府当局がユダヤ人を保護したケースもある。だが、これは、生きている人間に注意を払う生政治とは文脈を異にする。

ここで、明治期のコレラにもう一度戻って、他者の排除という面を見ておこう。

江戸末期から明治初期にかけて国内での流行を繰り返したコレラのほとんどは、海外との貿易のための開港地であった長崎や横浜に端を発していた。中国沿岸部でのコレラが、交易と人的交流を通じて日本国内に持ち込まれるという経路だ。たとえば、一八五八（安政五）年のコレラ流行は長崎に入港した米国軍艦ミシシッピ号の乗員から始まっている。そのとき外国人排斥の騒動は、同年の安政五ヶ国条約（勅許なしの調印として幕府が批判された）に反対する攘夷の動きとも結びついた。感染症には「外国人」という他者がもたらす災いというイメージがつきまとう。コレラ一揆でも、民衆による襲撃対象となったのは主に、明治政府と結びついた巡査と西洋医であり、地域社会にとっての他者であった。

病気の流行が近代化によって引きおこされたものとして民衆に理解され、感染症への恐怖が外国人（西洋人）に対する排斥や反近代の社会運動へとつながるケースは世界各地に見られる。

たとえば、テレンス・レンジャー[13]は、一九一八年のスペイン・インフルエンザのパンデミックの南アフリカでの流行について次のように論じている。

当時、イギリス植民地だった南アフリカでは、スペイン・インフルエンザが白人のもたらした病気として理解された。とくに、植民地経営の中心だった鉱山ではインフルエンザが蔓延しやすく、鉱山経営者は厳格な隔離・検疫を行おうとした。だが、こうした感染者の強制収容は鉱山労働者には不評で、労働者たちは逃亡し、さらにインフルエンザは南アフリカ各地に拡大していった。その中で、インフルエンザを白人による謀略や呪いとして解釈し、反西洋と反医療をかかげる宗教運動（アフリカ聖霊教会）が大きな影響力を持つようになった。それは後々まで種痘を含めたワクチンなどをも否定する社会運動として残ったという。

ＣＯＶＩＤ－19についても、他者や外国人というイメージとの結びつきはしばしば認められる。米国のトランプ政権が病原体の SARS-CoV-2 のことを「中国ウイルス」と呼び続けているのはその例だ。また、流行の初期でＣＯＶＩＤ－19が主に中国国内で拡大し欧州には拡大していなかった時期には、しばしば欧州でアジア系の人びとが「コロナ」とからかわれるなど差別される事件が起きている。

ドイツの週刊誌「シュピーゲル」の二〇二〇年二月一日号は、赤い防護服とマスクをつけてスマホを手にした人物の写真の上に「メイド・イン・チャイナ」と大書する表紙で発行され、人種差別的との批判を受けた（図6－1）。

感染症に対する恐怖が中国人やアジア人一般への差別につながっていることが背景にあると考えられている過去の事例に、「ハワイ黒死病事件」（一九〇〇年）がある。[14]

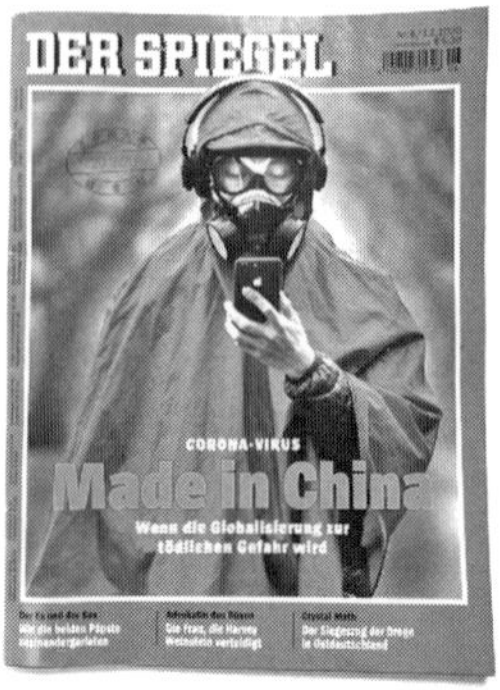

図 6-1 「シュピーゲル」2020 年 2 月 1 日号（筆者撮影）

もともと中国の雲南省で地方病として存在していた腺ペストが広州を経て、香港で流行を引き起こしたのが一八九四年だった。香港から中国系移民あるいは商品（についていたネズミかノミ）を通じてペストは拡大し、一八九九年一二月にハワイのホノルルに達した。なお、同じ一八九九年一一月、台湾を経由して日本でも広島でペスト患者が発生している。

ホノルルでの発生が中国人商店店員からだったことで、ハワイ当局は、隔離・検疫を目的として、交通遮断、患者家屋の焼却、チャイナタウン地域に居住していた中国人、日本人の立ち退きとカリヒ隔離所への収容を行った。そして、翌一九〇〇年一月二〇日、家屋焼却の火がチャイナタウン全体に広がり、多数の中国人と日本人が焼け出されて被害を受けた（後にハワイ当局によってある程度は補償された）。

ペスト対策としては、徹底した隔離・検疫に加えて、媒介動物（ネズミやノミ）を一掃するために強力な消毒と家財道具の処分を行うのは通常のことだ。だが、避難所に入居する前の消毒を男女区別せずにまとめて行ったり、強風のなか家屋焼却が拙速に行われたりしたことの背景には、当時ハワイ当局を支配していた米国系住民の人種主義的なアジア蔑視があったと考えられる。また、交通遮断による経済的影響を恐れた米国系の商店主らが、焼却処分の拡大で早期にペスト制圧するようハワイ当局に圧力をかけたとも言われる。

その背景にあったのは、ハワイ王国の支配権をめぐる日本も含めた帝国主義列強の間の争いと住民間の緊張の激化である。一八九三年には米国系住民のクーデターによって、カメハメハ王朝のリリウオカラニ女王は退位させられ、ハワイは一八九八年には米国に併合されている。

米国本土では、一九世紀半ばからカリフォルニアなど西部では中国系を中心とするアジア系移民が増え始めた。それに対する反発から、一八七〇年の帰化法では、自由白人とアフリカ系の人びとのみに市民権の取得を認め、アジア系移民の市民権を得る資格を奪う規定が設けられた。そして、天然痘やハンセン病などについて、「一八七〇年代を通じて、カリフォルニアの白人はさまざまな病気の存在を中国人のせいにし、中国人が原因の公衆衛生の脅威は移民の制限によってのみ抑制できると主張した」のだ[15]。つまり、人種主義ではなく、生物医学的な衛生上に必要な措置だという論である。さらに、一八八二年には、中国からの労働者の移住を禁止する中国人排斥法が成立する（一九四三年に廃止）。こうした状況を背景に、一九〇〇年三月にサンフランシスコで一人の中国人移民がペストになったときには、ペストの診断が確定する前から、警察が中心となってチャイナタウンから白人を待避させた上で、チャイナタウンと外部との交通を強制的に封鎖したという。

なお、そもそも一九世紀のハワイに中国人や日本人などが移民として数多く存在していたこと自体が感染症の作った歴史の一側面だったともいえる[16]。一七七九年にキャプテン・クックがハワイに到着したときの人口はおよそ五〇万人だった。旧大陸からヨーロッパ人によってもたらされた麻疹や梅毒などの感染症に対して、外界との交流が少なかった島民たちは免疫をまったく持っておらず、さまざまな感染症の流行が次々に島を襲った（「処女地病」）。その結果、一〇〇年後には人口は激減して七万人あまりとなっていたという。その穴を埋めるために、砂糖プランテーションでの労働力としてアジアからの移民が奨励されたのだ。

　これもまた、人口という集合的身体の調整としての生政治の一つの姿である。

生政治と人種主義

　前節では、感染症と関わる排除についていくつかの例を挙げた。そのなかで、たんに他者としての外国人を排除したり忌避したりする場合と、米国での中国人差別やアジア人蔑視の場合とでは質的に異なっている。なぜなら、後者の排除される人びととは、西洋の経済的な繁栄と覇権を産み出す基盤となった奴隷制および帝国主義による植民地支配の歴史と結びつく人種的な位階秩序に基づいて選び出されているからだ。一九世紀末においては、それは黄禍論とよばれていた。

　ここまで見てきた生政治は、パノプティコンであれ人口の統治であれ、国民国家を前提とするものだった。ここからは、一つの国家に属する国民に対する生政治であるだけではなく、国民国家を横断する人種に基づいたグローバル秩序という生政治の視点から、感染症を見直してみよう。

　ただし、ある人びとがどの「人種」に属するか、また自らをどの「人種」の一員として捉えるかは、見た目や血縁的繋がりではなく、複雑な歴史的経緯によって規定される。たとえば、グローバルには日本人は中国人と同じアジア人の一部と見なされるが、日本の独自性を信じる（欧米と同列でアジアの国々より日本を格上と信じたい）人びとにとって、そうした人種的区分は奇妙で差別的なものに見える。

グローバルな人種主義という観点からみれば、隔離・検疫がしばしば国境で行われることは大きな意味を持っている。そのとき、政治的に作られた国境線は、私たちと他者との間を区切る生物医学的な境界、内と外を区切ることで感染症のリスクを断ち切る防疫線と同一視されるからだ。一九世紀の帝国主義の時代、西洋諸国は、アフリカ、インドなど南アジア、西インド諸島や中南米を植民地として支配していた。そして、西洋諸国においては、植民地とされた地域は、人種的に劣等であるとされた有色人種たちの居住地であるとともに、西洋とは異質な熱帯病の蔓延する未開の土地としても表象されていた。これは、デイヴィッド・アーノルドが「熱帯的他者性」と呼んだものだ[17]。

感染症への恐怖を背景としたとき、感染症に対応することのできる生政治は、たとえ経済的搾取とセットになった帝国主義的な統治であっても、支配された植民地地域への「恩恵」としても見ることができる。こうした生政治の持っている効率的支配と人間の生命への配慮という二面性において、後者は過酷な経済的搾取を行った帝国主義の人間的な側面ないし「免罪符」としても機能する。

このことを示すために、コレラの例に戻ってみよう。

もともとコレラはインドのベンガル地方に限局した風土病だった。これがパンデミックを起こすまでになったのは、一九世紀にイギリスが、それまで無数の小国に分かれていたインドのほぼ全土を支配し、鉄道を敷設したことで人びとの移動が盛んになったことをきっかけとしている。病原体自体は変化しない場合でも、社会環境の激変は病気の拡大に大きく影響する。このように「近代化」にともなって、人びとの社会的交通の変化・増大、輸出用作物栽培による生態系の変化などが生じて、ある種の病気が広域に蔓延化する現象は「開発原病」とも呼ばれる。

ただし、一九世紀末には、少なくともコルカタなど大都市部ではイギリス本国が行った上下水道整備などの環境衛生でコレラ死亡率が減少していた。そのことを受けて、当時の歴史家N・C・マクナマラは、帝国主義的な侵略がコレラの拡大に一役買ったことを意識しつつも、全体のバランスシートとしての文明化の恩恵を強調し、イギリスの行動を正当化して次のように述べていたという。

それでもイギリスはコレラの風土病地域を支配する権力者として、この恐るべき疫病が原住民によってイギリス領インドの国境を越えて広がることのないように努力してきたし、それは可能なのである。(18)

感染症を予防し国内の健康を保つことは良き統治と近代化の指標とも見なされた。明治新政府が西洋医学導入と感染症対策の構築を急いだのは、そうした衛生や清潔をめぐるグローバル秩序の存在を自覚していたからだろう。感染症対策を機敏に行う「良き統治」が、帝国主義諸国の軍事力による強制であると同時に、植民地化された国々――日本のように植民地化を逃れようとした国も――にとっての近代化の理想でもあるという二重性をもっていたことを、ルース・ロガスキーは「衛生的近代性」と表現している[19]。

グローバルな人種主義と結びついた生政治が実践されるとき、隔離・検疫や医療というミクロな場において支配者と被支配者は身体的に接触し合うことを避けられない。その監視にはとどまらない個人的身体の遭遇において、隔離・検疫を行う側とその対象となる側に生じる非対称的な関係は、国家の序列を具体的な場で目に見える形で示すメタファーとなる。つまり、公衆衛生に優れた文明的な国家の検疫官は、病原体の蔓延する未開で不潔な遅れた国々の住民に対して隔離・検疫を行うことができるが、その逆はあり得ないということだ。

帝国主義への道を歩み始めていた明治期の日本と国境検疫の推移をみることは、この点を理解しやすくしてくれる。

日本や中国など東アジアに進出した欧米諸国は、法律や裁判などの不備を理由の一つとして、居留地での治外法権や不平等条約を強要していた。その一つに検疫権もまた含まれている。国境での検疫手続きに関する法律や医療制度の不備を理由として、国境検疫もまた治外法権の一つとされていたのだ。だが、背景には、支配者であるべき「白人」が劣位であるはずの原住民によって身体検査されることは受け入れられないとの人種主義的価値観があったのだろう。また、海軍の機動性の確保や円滑で効率的な貿易取引には、国境検疫を最低限にとどめることが、たとえ住民の健康を犠牲にするものであっても、欧米諸国の利益にかなってもいる。

日本での国境検疫は不平等条約の下で、外国領事と協議して検疫規則を施行するしかなく、コレラのパンデミックの侵入を許すことになった。この状況が変化するのは、日清戦争（一八九四－九五年）に、日本が勝利して不平等条約の改正に成功し、「海港検疫法」（一八九九年）を制定した後のことである。

このとき、グローバルな位階秩序としての人種主義的な生政治と隔離・検疫の関係で象徴的なできごとが二つあった。

一つは、日清戦争後に日本統治下となっていた台湾では、「台湾海港検疫規則」（一八九九年）によって、日本の「海港検疫法」に基づいた検疫制度が実施されたことである。このことについて、ロガスキーは、「植民地行政として「身体に触れる」権力を有したことは、日本が帝国主義列強の一つとしての地歩を固めた徴であり、アジア近隣諸国との違いを明確にした」[20]と論じている。

同じ一八九九年には、ペストが香港経由でアジア全域に拡大し、満洲の開港都市であった営口で初めての患者がでている[21]。これは、「ハワイ黒死病事件」で紹介したものと同じペスト流行だ。

しかし、ペストに対する清朝政府の対応は鈍く、ロシア・日本を中心とする外国人居住地域へのペスト侵入を阻止するため、日本政府は医師団を営口に派遣している。こうした検疫と衛生行政を端緒とする中国への内政干渉は、一つの前例となって、その後にはさらに大規模に展開されていくことになる。飯島渉はそれを次のように表現している。

こうした中で、二〇世紀初頭、義和団戦争や日露戦争の過程で、満洲や天津は、外国軍隊による占領を経験する。占領下で展開された衛生事業は、占領軍の健康を維持することを目的とするものであったが、近代的な衛生事業が進められ、従来は、民間社会がになってきた社会事業の領域に、外国人が衛生を理由として介入し、その方法も戸別検査に見られるような個人の生活の領域に及ぶものであったため、中国社会に大きな影響を及ぼすものであった。(中略)天津では、占領行政を継承するかたちで、衛生行政が展開され、一九〇二年に設置された天津衛生総局は、近代中国における最初の衛生行政機構となった。(22)

感染症の予防と衛生は、帝国主義政策に基づいた侵略の第一歩であると同時に、その政策をモデルとする国家の近代化の第一歩ともなり得る二面性――衛生的近代性――を持っている。なお、中国の国民政府が関税自主権とともに開港場の検疫権を回収するのは一九三〇年である。

COVID-19の病原体が中国起源であることが強調されるとき、中国政府と国民がしばしば過敏とも言える反応を見せるのは、こうした感染症と人種主義と帝国主義の絡まり合った状況という歴史的な背景があるからだろう。

先に例に挙げた「シュピーゲル」誌以外にも、西洋からの人種主義的な視線が問題化した事例は数多い。たとえば、ウォール・ストリート・ジャーナルの二〇二〇年二月三日号で「中国は本当にアジアの病人だ」という論説（ウォルター・ラッセル・ミード署名）が出たときには、中国政府は公式に抗議し、同誌の記者三名を国外追放としている。[23] ここでの「アジアの病人（Sick Man of Asia）」とは「東亜病夫」のことだ。

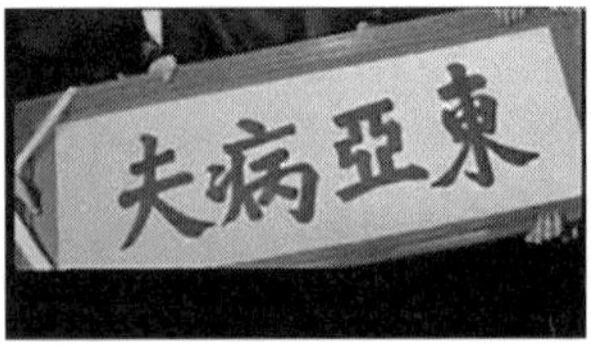

図 6-2 『ドラゴン怒りの鉄拳』のワンシーン

これは、ブルース・リー主演のカンフー映画『ドラゴン怒りの鉄拳』（ロー・ウェイ監督、一九七二年）に出てくることでも有名な四文字熟語だ。主人公である陳真（ブルース・リー）の所属するカンフー道場に挑発にやってきた悪役の日本人が、嫌がらせとして持ち込むのが「東亜病夫」と大書された看板である（その後、ヌンチャクで並み居る悪役たちを一瞬でなぎ倒した陳真に破り捨てられる）。

「東亜病夫」（東方病夫とも言う）という言葉は、一九世紀の清朝末期、中国と中国人に対する侮蔑表現として使われていた。アヘン戦争で敗北した中国をアヘンで体力を失いやせ細った病人に例えたもので、西洋列強は中国のことを東アジアにある病に冒されたかのように力の弱い国家と見下げていたのだ。この歴史的経緯からして、これが中国人にとって許すことのできない蔑視表現であることに疑いの余地はない。中国の経済力や世界的な影響力が飛躍的に増大した二一世紀、とくに北京オリンピック（二〇〇八年）のころには、中国国内ではすでに「東亜病夫」は克服したといわれていたというから、なおさら不快だろう。

人種主義と結びついた生政治は、ある特定の病気だけを取り出してその多寡によって地理的な境界線を引くという操作を行う。そのときには、欧米など先進国に多い認知症や慢性疾患ではなく、急性の感染症でときに熱帯病[24]と総称される病気だけが意図的に選ばれている。さらに、その空間的な差異を時間的な前後関係に翻訳し、歴史の歩みにおいて進んだ社会と遅れた社会として序列化していく。

これは、エドワード・サイードが「帝国主義の文化」と呼んだメカニズムと密接に関わる[25]。西洋と近代が一体のものとして捉えられるとき、西洋にとっての他者は、地理的に異なった場所に住んでいるだけではなく、時間的にも異なった（遅れた）「未開人」として表象される。そうなれば、他者を植民地化して支配することは「恩恵」と見なされ、植民地支配という歴史の「進歩」への抵抗を武力弾圧することも正当化される。そして、最終的には、人種主義によって、それらの差異化のすべては、生物学的な「人種」の違いに由来するもの、つまりは「自然」な差異として正当化され、差異を生み出した複雑な政治的・経済的な過程は消し去られる。

なお、フーコー自身は、生政治と人種主義の関連については、ナチスドイツによるユダヤ人虐殺や絶滅政策を例に挙げて、生政治が生きている人間を尊重するだけではなく、生政治の外部に捨て置かれた人びとに対する死をも産み出すことを強調している[26]。だが、私としては、フーコーのように人種主義と死を短絡させるのではなく、帝国主義に伴うグローバルな人種主義的な序列化の側面のほうを重視すべきと考えている。

ここまではフーコーの権力論をたどりつつ、ペストやコレラや熱帯病への対策を生政治として総括した。それは、監視を通した個人的身体への規律訓練の権力という生政治であり、人口集団や地域社会を計算と合理性によって統治する人口の生政治であり、さまざまな人口集団を「人種」によって序列化するグローバルな人種主義的秩序としての生政治の三つの重なり合った状況だった。こうした生政治に加えてCOVID‐19が示しつつあるのは、情報技術に基づいた身体情報の監視としての生政治とでもいうべきものの上昇である[27]。

隔離・検疫の変容と身体情報の生政治

COVID‐19のパンデミックで、しばしば非常事態の宣言を伴いつつ世界で広範に行われたのが外出制限や都市封鎖などの「閉じ込め」だった。病者や病者との接触者だけでなく、健康な人びとから成る都市人口の大多数が、ときには法的な強制もあるにせよ、おおむね平穏に閉じこもったということの異常さに、まずは驚かねばならない。

この閉じ込めの巨大さに比べれば、フーコーが『狂気の歴史』のなかで描いている「大いなる閉じ込め」——一七世紀フランスでの非理性の排除と近代的理性の誕生を告げる——は、「パリ市の人口のうち百分の一強がそこに数ヶ月閉じ込められた[28]」に過ぎないもので、過去の子供だましにみえる。COVID‐19によるパリの都市封鎖は、三月一七日から五月一〇日までの二ヶ月近くに及んでいた。

フーコーの「大いなる閉じ込め」と世界各地で生じていた閉じ込めの違いは、マイノリティに対する強制的排除としての閉じ込めではなく、マジョリティの人びとが同意し協力するなかで自らを閉じ込める実践だった点にある。これが可能となったのは、閉じ込めが、閉じ込められた人びとを孤独にする社会的排除となってはいなかったからだ。それは、情報通信技術によって成立したインターネット社会でのコミュニケーションが、閉じ込め期間中も滞りなく保たれていたことによる。なお、ここでいうインターネット社会とは、電子情報のやりとりによるコミュニケーションだけでなく、在宅での労働を可能にするテレワークや宅配での購買や消費のインフラも含めている。もちろん、自発的な閉じ込めを行うことが可能なのは、一定以上の階層に限られてはいるのだが（第五章参照）。

閉じ込めによる感染症の拡大抑制の効果は絶大なもので、ヨーロッパ諸国では三月中旬から下旬に行われたロックダウンの直後から、COVID‐19の感染拡大は押さえ込まれ、数週間の時間差を経て死者数も低下し、ロックダウンの解除が可能となった[29]。ヨーロッパ一一ヶ国での推計をみると、感染拡大を防止する効果は、ロックダウンにくらべれば、休校、公共の場での集合の禁止、自主隔離、社会距離などの他のNPIはわずかなものだったようだ。

とはいえ、二〇二〇年五月時点では、人口の大多数は新型コロナウイルスに未感染で免疫をもっておらず、ワクチンは実用化されていないことから、閉じ込めの解除後も、それ以前の日常生活と閉じ込めの間くらいの生活様式を継続することが感染拡大の予防には必要だろうと考えられている。それが、アフターコロナの「新しい生活様式」とか「ニューノーマル」とよばれる状態だ。そこでは、非常事態での例外的措置だったはずのものが常態の日常生活に組み込まれ、言葉のマジックによって異常であるはずの状況が「正常」と言い換えられている。

閉じ込めの解除に向けて、日本以外の東アジア諸国は、情報通信技術のインフラがしっかりしていることを利用して、接触者追跡、隔離・検疫、休校、テレワーク推奨、公的な場での集会禁止、外出禁止などの社会距離の戦略を、すべて人間の携帯するモバイル端末一つで管理できる可能性を切り開きつつある(30)。

それは、スマホによる位置情報（GPS）データ、クレジットカードなどの利用歴、鉄道の利用歴、防犯カメラなどを組み合わせた個人行動の電子的な把握だ。プライバシー権などの人権がどれだけ尊重されているかの程度に応じて、こうしたデータのすべてであるいは一部を組み合わせた電子的な監視が、中国、台湾、韓国、シンガポールなどではCOVID‐19の追跡と感染拡大の予防に用いられている。

二〇二〇年五月現在では、感染者の氏名は公表せず詳細な行動歴をネットで公表（韓国）、自宅に隔離されている感染者と家族への電子的リストバンド（香港）やGPS（台湾）での居場所確認、自宅隔離の確認用の行動監視アプリ（韓国）、スマホ搭載のブルートゥースを用いて感染者と近づいたかどうかの監視と本人への通知（シンガポール）などが主な方法だ。ブルートゥースを利用した接触者追跡は、GPSでの個人の位置情報そのものは使わずに、複数の人間が近づいていたかどうか（正確にはスマホなどのデバイス同士が近づいていたかどうか）をデータ化して保存することができる。個人の位置情報そのものは使っていないのでプライバシー権に配慮した技術という触れ込みで、二〇二〇年四月からグーグルとアップルが共同して接触者追跡アプリを開発中という。[31]ブルートゥースを使用しているデバイスの所有者がCOVID‐19の感染者だと判明すれば、過去にそのデバイスに近づいた人びとすべてに警告メッセージが送られるという。

こうした手法をさらに洗練させていけば、経済活動にも大きな支障を来す閉じ込めを行うことなく、閉じ込めと同じレベルの効果をもつ感染症拡大の予防を行うことも夢（悪夢？）ではないだろう。仕事とプライベートの両方で外出の時間と場所にアプリからの助言を増やすとともに精密化し、さらにはモバイル端末を一種の通行証として機能させることで、人びとの行動を感染症予防に最適化し、社会距離を保ち続けることは可能と考えられる。それは個人レベルで行なわれる隔離・検疫といってもよい。

こうしたことのすべてを理解し分析するには、二〇世紀的な監視のモデルであったパノプティコンという枠組みは不十分だ。なぜなら、パノプティコンは、もともと受刑者の個人の身体への監視として生まれたシステムだからだ。つまり、監視されることに非協力的な人びとに対して効率的に監視を押しつける方法として構想されていた。

これに対してCOVID-19での非常事態における閉じ込めは、生命を守るという生政治的な大義の下で行われ、監視される側の人びとの協力と同意を前提としている。この場合の電子的な監視において、扇の要となるのは、個人が起床時間中は肌身離さず持つことの多いモバイル端末とりわけスマートフォンだ。そして、監視の対象となるのは、個人の身体そのものではなく、原則としては匿名化された部分的な身体情報――どこにいたか、誰と接触したか、どこで買い物をし、交通機関をどう使ったか、など――だ。しかも、こうしたデータはほぼ自動的に非接触で収集されるので、本人への負担や身体的な不快感はなきに等しい。しかも、監獄からは自由に外に出ることはできないが、モバイル端末は持っても持たなくても自由である。

自分自身が強制されたわけでもなく所有するモバイル機器に、強制されたわけでもなく無自覚的に集積されていく身体情報などのデータが、リアルタイムでの監視の対象になる状況で「モニタリング監視」と呼ぶことにしよう(32)。さらに、モバイル機器を外出時の通行証として利用すれば、監視と行動制限を一致させることも可能だ。

モニタリング監視の未来

たとえば、ニューヨークタイムズの記事(二〇二〇年三月一日)によれば、中国では感染拡大がまだ持続していた二月から、決済サービスのアリペイを介した健康コードシステムの大規模な社会実験を開始しているという。[33] そのアプリに個人情報を入力すると、ビッグデータ解析を利用して、赤・黄・緑のQRコードが生成され、緑であれば行動制限はないが、黄は一週間、赤は二週間の隔離を要請される。当局の発表では、杭州では人口の九〇%以上が参加しているとのことだ。交通機関の利用情報はもちろん、秘密裏に警察のデータベースとも連携しているという。アプリが健康コードの色をどのように決定しているかは公開されておらず、数日以内に色が変更になるなどのエラーが絶えないため、クレームやトラブルも多い。いまはまだ、そのQRコードを警備員が随時チェックするだけだが、自動化ゲートなどの電子的チェックでの通行管理に使うこともできる。

モニタリング監視の特徴は、このように、監視されている人びと自身の協力に基づいて、「正しい」行動をしていることを可視化して評価する点にある。しかも、本人にフィードバックする評価は、監視という脅しとしてだけ機能するのではない。むしろ、緑になったり、緑を維持し続けたりすることへの動機付けを生み出して人びとを誘惑する点にこそ、新しさがある。いっぽう、パノプティコン監視では、監視されているかどうかわからないままに、監視されているという想像的な恐怖をかき立てるために、監視する側も監視という実践も不可視であることが望ましい。

私たちは容易に、このアプリがSNSと連携するようになり、公衆衛生に積極的に協力することに対する「いいね！」評価を生み出す状況を想像できる。さらにそこから、そのアプリ履歴が個人の公共性の高さの指標となって、個人の信用スコアのような格付けにも影響する未来はもうすぐだ。高い信用スコアは、さまざまな特典の権利や、就職や結婚での有利さと結びつく可能性があるだけではない。たとえば、あなたが、感染リスクが高いというアプリのアドバイスにしたがって医療機関を受診したとしよう。医師はそのアプリに自分のスマートフォンをかざしてチェックし、これまでの病歴も組み合わされたスコアを利用して、診療の優先順位を決める、などということも考えられる。たとえば、もともと健康で信用できる人物だけは、有望な新薬の治療試験のほうの病棟に案内する、逆に、救命の優先順位が低いとされた人びとは、高度医療のできる病院への受診を制限される、など。

だが、モニタリング監視を、人びとを支配し、序列化してふるい分け（ソート）するためのたんに精密化された監視技術としてのみ考えることはできない。そこには、新しい社会への希望の要素もたしかに含まれているからだ。

インターネット社会での監視について鋭い批判を続けてきたデイヴィッド・ライアンでさえも「新たな監視的想像と実践が、共通善、人類の繁栄、他者のケアといった大きなキャンバスに結びつくのであれば、その時、真に建設的になるだろう」(34)と、その善用の可能性を認めている。

そのライアンが監視文化の現状と問題点を知るために、批判的に読むことを推奨する小説に『ザ・サークル』(35)がある（映画化もされている）。ＧＡＦＡを思わせる最先端のインターネット企業サークル社が、あらゆるデータを集め、監視カメラとモバイル機器のトラッキングで人びとの生活を可視化し、政府の意志決定プロセスをも透明化し、犯罪を無くした未来を構築しようとするユートピア／ディストピア小説だ。

コミュニケーションを重視するサークル社では、業務と関係しているかどうかを問わず、SNSでの発信が人事評価と密接に結びついていた。おずおずとSNSでの「いいね！」を増やす努力を始めた新入社員メイ・ホランドは、サークル社のSNSにのめり込むようになり、やがてインターネット社会のなかで自らの情報をすべてリアルタイムで公開して「透明化」するパイオニアの役割を志願する。

彼女が透明化の広告塔になると決意した理由の一つに、障害者への配慮という政治的公正の意味付けがあることは見逃せない。サークル社の創業者イーモン・ベイリーの殺し文句は、重度身体障害の息子にも、他の（健康な）人びとの経験をバーチャルリアリティで追体験できるように、モバイルカメラや監視カメラでの行動記録を公開して透明化してほしいという内容だったからだ。

そのいっぽうで、サークル社を批判したりプライバシー権を主張したりする人びとは、テロリストの荷担者や「児童ポルノ」所有者や脱税容疑者として罪や秘密を暴かれ（公開され）、次々と失脚していく。それは、サークル社の標語で言う「秘密は嘘である」と「プライバシーは盗みである」のある種の実現だ。

サークル社の三つ目の標語「シェアはケアである」[36]は、人間身体の情報に関わる生政治としてのモニタリング監視が両義性をもつことを象徴している。他者へのケアと結びついたとき、それは二四時間体制での見守りともなり得る。地域での自立生活をする障害者、独居や老老介護の高

	パノプティコン監視	モニタリング監視
被監視者	非協力的であることが前提	協力的であることが前提
監視の対象	個人の身体	被監視者が同意して提供した身体情報や報告書、その正確性には本人が責任を持つ
被監視者の役割	受動的で、一方的に評価される	リアルタイム評価を利用して、能動的に改善を目指す
監視の機能	監視は対象化	監視は承認

齢者、突然死の不安を抱えた病者、家にじっとしておらず動き回る子どもなどにとって、「良き」モニタリング監視は、自由を犠牲にせず、安全かつ自律的に生きることをサポートする技術ともなり得るだろう。だが、それは精密に個人レベルで作動するコントロールと支配の道具にもなり得る。

ペストがパノプティコンの理想形として機能し、コレラが人口の生政治の範例となり、熱帯病が人種主義の秩序を自然化したように、COVID‐19も来たるべきアフターコロナの社会の身体情報をめぐる権力と統治のあり方を素描し予示しているのではないだろうか。

とりあえずのマップとして、二つの監視を対比して表にしておこう[37]。

注

（1）フーコー、一九七七、一九八頁
（2）詳細は、美馬（二〇一五）を参照。
（3）フーコー、一九七七、二〇一頁
（4）美馬（二〇一五）の第三章「生を治める　現代社会のバイオポリティクス」を参照
（5）フーコー、一九八六、一七六頁
（6）ジョンソン、二〇一七、一五四頁
（7）立川（一九七一）や川上（一九八二）などが通史的である。コレラに関しては山本（一九八二）と見市（一九九四）を主として参考にした。
（8）杉山、一九八八、四一頁
（9）川上、一九八二、一四一頁
（10）川上、一九八二、二二六頁
（11）ドリュモー、一九九七、二五四‐二五五頁
（12）カンター、二〇〇二、一七五頁
（13）Ranger, 1989
（14）山本、二〇〇五、一二九‐一九二頁
（15）クラウト、一九九七、二三一頁
（16）ダイアモンド、二〇一二、上巻三九三‐三九四頁
（17）アーノルド、一九九九、一八七‐二二一頁
（18）見市、一九九四、二五頁
（19）Rogasky, 2004

（20）Rogasky, 2004, 160
（21）飯島、二〇〇〇、二五‐四三頁、同、二〇〇九、四‐三七頁。また、一九世紀末から二〇世紀初頭のペストが東アジアに与えたインパクトについては、永島ら（二〇一七）が多面的に検討している。また、これらの経緯に関しては美馬（二〇一三）でも紹介した。
（22）飯島、二〇〇〇、八四頁
（23）https://www.nytimes.com/2020/02/19/business/media/china-wall-street-journal.html
（24）熱帯病という概念については、美馬（二〇〇六）で論じた。
（25）サイード、一九九八、二〇〇一
（26）フーコー、一九八六、二〇〇七
（27）美馬、二〇一五、一六九‐二〇八頁
（28）フーコー、一九七五、六八頁
（29）Flaxman, 2020
（30）ホアン、二〇二〇
（31）https://www.apple.com/covid19/contacttracing/
（32）美馬（二〇一五）の第五章「（予）知は力である　身体情報と先制攻撃」を参照。
（33）https://nyti.ms/32Hyr4z (In Coronavirus Fight, China Gives Citizens a Color Code, With Red Flags)
（34）ライアン、二〇一九、二五〇頁
（35）エガーズ、二〇一七
（36）エガーズ、二〇一七、下巻六九頁、訳文は文脈に合わせて変更した。
（37）美馬（二〇一八）で「監査」として分析したものは、本書でのモニタリング監視をアウトソーシングしたものとして位置づけられる。

第七章　二〇〇九年には喜劇として、二〇二〇年には悲劇として

今そこになかった危機、新型インフルエンザ二〇〇九

ウイルスだけを凝視する生物医学とは距離を置き、本書は、パンデミックを醸成したコンスティテューションを分析することを目指してきた。この問題設定が正しいのだとすれば、リアルな世界でウイルスによって人びとはほとんど死ぬことはないままに、想像されたパンデミックとその恐怖だけが世界を席巻する事態があってもおかしくはない。

それが発生したのが二〇〇九年だった[1]。

二〇〇九年四月二四日、メキシコと米国で豚インフルエンザから発生した新型インフルエンザに数百人が罹患し、メキシコ市周辺で五七名死亡の疑いがあるとのメッセージがＷＨＯから世界に発信された。しかも、そのインフルエンザのウイルス型はＡ型のＨ１Ｎ１――スペイン・インフルエンザの病原体と種類は同じ――と同定された。

二月下旬からメキシコでのインフルエンザ様《よう》の感染症の流行の兆しはあった。そして、三月三〇日には米国サンディエゴでも同様の症状の発生が確認されていた。四月一四日には米国の症例は豚インフルエンザ由来と判明し、四月二三日になってメキシコの流行も同じタイプだったことが判明する。

四月二五日、この事態を受けて、WHOは「国際的に懸念される公衆衛生上の緊急事態（PHEIC）」を宣言する。直後の四月の最終週に、カナダ、スペイン、英国、アルゼンチンなど、新型インフルエンザは世界に急速に拡大する。

いっぽう、日本では、WHOの報告直後の四月二五日から、国境での検疫強化という「水際対策」の徹底が行われた。また、豚インフルエンザから突然変異で発生したウイルスが人から人へ感染したことをWHOが確認した四月二八日には、法律上の「新型インフルエンザ」と認定した。それ以降は、二〇〇八年に改正された「感染症予防法」と「検疫法」に基づいた行動計画に沿った対策が取られた。重度で死亡率の高い高病原性インフルエンザを想定した計画では、感染者は入院治療という原則だった。症状の軽重にかかわらず隔離のため入院治療が必要となる行動計画は、医療現場に過剰な負担を強いることになった（六月一九日まで継続し、その後は解除）。

ゴールデンウィークでごった返す空港では物々しい防護服姿での国境検疫が行われた。さらに、インフルエンザが拡大しつつある地域とされたメキシコ、米国、カナダからの到着便では機内での体温チェックや検疫も行われた。だが、数日間の潜伏期間中は無症状であり、しかも軽症であることも多いインフルエンザを国境検疫で上陸防止して患者ゼロを目指す封じ込めは、そもそも不可能だ。国境検疫に意味がもしあるとすれば、国内での感染拡大をしばらく遅らせる程度の効果でしかない。インフルエンザではないがCOVID-19の対策においても、国境検疫の強化や入国制限を早期に始めた米国やイタリアでも、感染拡大を抑えることはできていない。

日本で、国内での隔離・検疫よりもインフルエンザ上陸阻止の国境検疫が極端に重視されたのは、「島国」というイメージと、病気という「悪」を防ぐため外の「穢れ」を排除する発想の影響が大きかっただろう。こうした外国人恐怖や排外主義の高まりは、COVID-19でも繰り返された。

二〇〇九年の新型インフルエンザに対する日本政府の対応を批判していた木村盛世（当時は厚労省医系技官）は、行動計画を、暴走した医系技官幹部と御用学者のなれ合いで作られた「悪のバイブル」として描いている。

今回の（引用者註：二〇〇九年当時の）行動計画のメインは「水際封じ込め」と「学校閉鎖」の二つです。検疫は厚労省が検疫所を通じて直接活動をお茶の間にアピールできる最良の方法ですし、学校閉鎖にしても、官僚たちの強制的な執行力を地方自治体や世間に知らしめる絶好の見せ場だったのではないでしょうか。(2)

五月八日には、学校行事でカナダに滞在していて成田空港に帰国した高校生三名の新型インフルエンザ感染が確認され、「学生にマスクをさせていなかった」との理由から、学校当局へのマスメディアによるバッシングが始まった。さらに、その高校生らの一週間の停留措置が終わった五月一六日には、それとは別に渡航歴のない兵庫と大阪の高校生が新型インフルエンザに感染していたことが判明し、国内は新型インフルエンザへの恐怖は最高潮に達した。国内でのマスク不足も発生しており、当時から日本でのマスク信仰はすさまじい。このときには、健康な人びともマスクをする習慣が、日本の奇妙な風習として海外でも話題になったという(3)。

五月一八日には、大阪府と兵庫県への臨時休校の要請が行われている。COVID-19に対しても、日本政府は何の根拠もなく二月二七日に全国に休校要請をだしているが、新型インフルエンザでの行動計画に触発されて機械的に繰り返したのかもしれない。

二〇〇九年において、日本政府の政策は水際対策に固執したもので、当初のPCR検査は保健所経由、しかも、海外渡航歴があるか、海外渡航歴のある人との接触者に限られていた。そのため、木村によれば、季節外れのインフルエンザが神戸市内で発生していることに気づいたある医師が、渡航歴のない高校生のPCR検査を特例として認めさせた結果、ようやく五月一六日の国内発生の第一号患者を正確に診断できた、とのことだ(4)。

臨床現場での必要性よりも、社会防衛のための保健所での患者数把握を重視し、ウイルスは「穢れ」た外国からやってくると盲信し、国内での市中感染を無視/隠蔽しようとする日本政府の姿勢は、ＣＯＶＩＤ‐19でも繰り返された。

この新型インフルエンザに対する報道姿勢については、内閣官房ホームページに、過去のパンデミックレビューとして、日本経済新聞社の前村聡による優れた総括が掲載されている(5)。そこに描かれた当時のパニック状況は、ＣＯＶＩＤ‐19でも繰り返されたものだ。

「新型インフルエンザの感染はきちんと対応すれば防げる」。マスクに関する報道などをめぐって植えつけられた誤ったイメージは、五月一六日に国内で初めて渡航歴のない高校生の集団感染が確認されると、患者や関係者に対する激しい誹謗中傷にもつながった。（中略）「なぜもっと早く新型インフルエンザとわからなかったのか」「最善の策は取ったのか」「生徒を外に出すな、うつったらどうしてくれるんだ」。大阪府内で集団感染が確認された学校には、中傷やクレームの電話が殺到し、一時電話が通じなくなるほどだった。この学校の生徒が制服をクリーニングに出そうとしたら「○○高校なの？」などいやな対応を受けたり、タクシーで乗車拒否されたりするケースも出た。インターネットの掲示板などへの書き込みでも、「○○高校の生徒に近づくとウイルスがうつるぞ」など根拠のない誹謗中傷が広がった。（中略）

その後も患者が発生した複数の学校では、校長が記者会見して謝罪し、中には涙を流す校長もいた。感染したことが罪であるかのような記者会見だった。

六月一二日、WHOは新型インフルエンザのパンデミックを宣言する。春から夏にかけて、通常の季節性インフルエンザとは異なる時期での感染拡大が生じ、北米と中南米での新型インフルエンザはそれなりの規模に達した。米国での死者が一〇〇〇人を超えた二〇〇九年一〇月二四日には、オバマ大統領は国家非常事態を宣言する。WHOが新型インフルエンザのパンデミック終結を宣言するのは、翌二〇一〇年の八月一〇日のことだった。

過熱した日本国内での新型インフルエンザパニックは、すでに秋には落ち着いていた。新型インフルエンザは季節性インフルエンザと混在しながら、そのまま通常の冬のインフルエンザ流行となっていった。

結局、日本国内での新型インフルエンザでの死者数は二〇〇名前後で、人口一〇万人当りの死亡率は〇・一六と低く、超過死亡（第五章参照）で計算すると、新型インフルエンザによる死者数の社会的インパクトはなきに等しいものだった。よくある季節性のインフルエンザよりも軽症だったというわけだ。

グローバル生政治のなかでのWHOと中国

第五章でもとりあげたメイソン(6)によれば、二〇〇九年の新型インフルエンザのパンデミックは、中国のエリート層である公衆衛生当局にとっては、SARSの時とは異なってもはや二流国ではないという自信を深めるとともに、西洋からは二流国として見下される苦い両義的な経験だったようだ。本来WHOの推奨するプランであれば、人から人への感染が確認された時点（四月二八日）で、米国（とメキシコ）は、世界を守るための公衆衛生上の責任として、最大級の予防措置をとるはずだった。そして、新型インフルエンザ向けに事前に策定されていた計画に沿って、中国も日本と同様に厳しい国境検疫、さらに厳格な国内での隔離・検疫を四月末から開始している（その後、夏に向けて患者数が増えたため、厳しい隔離・検疫は日本と同様で事実上できなくなった）。

だが、SARSの際には、中国による対応の遅れを手厳しく非難していた米国公衆衛生当局の自国内での患者発生への早期対応は鈍く、インフルエンザに対して厳格な国内封じ込めの対策を取ろうとはしなかった。そもそも、当時の米国のパンデミックの重大度分類の基本型では、パンデミックの国外での発生がフェーズ1、米国内で患者が発生した時をフェーズ4としており、米国が他国への感染拡大の原因となることは想定されていなかったという(7)。

二一世紀のWHOによるグローバルヘルスの取り組みを、植民地主義と連続するポストコロニアルな世界秩序としてニコラス・B・キングは批判している。そして、新型インフルエンザなどへの対策を重視する「新興感染症中心の世界観」を、米国の政治経済的な利害を追求し、その覇権を維持するグローバル戦略として次のように分析する。

CDC（疾病予防管理センター）は、テクノロジー、スタンダード、専門的技能の源であり、コンピュータモデルやリスク分析のソフトを作成し、「最先端」を現地のラボに提供し、国際新興感染症プログラムを利用して発展途上国の担当者をトレーニングする。その見返りとして、米国の研究者は疫病に関する情報だけではなく、感染症一般の自然経過に関する情報まで収集する。(8)

アウトブレイクやパンデミックの際だけではなく、持続的に旧植民地から西洋に情報を一方的に吸い上げる仕組みは、米国や西洋中心の階層秩序として構築されている。そうして集められた情報はバイオテクノロジー産業にとって金鉱や油田のようなものだ。第六章で論じたグローバルな生政治の一部として、この人種主義的な秩序を支えているのは、感染症をめぐるダブルスタンダード――遅れた不潔な中国は病気を国外に拡げるリスクがあるが、西洋は違うという偏見――の存在だ。さらに、七月になると米国メディアは、中国での過剰な隔離・検疫を人権侵害と見なして懸念を表明し、さらにはそれを告発する論調となる。(9) 加えて、WHOによるパンデミック宣言はそもそも時期尚早だったとの批判も現れ始める。

事後的にみれば、二〇〇九年の新型インフルエンザのように季節性インフルエンザより軽症の病気を、早期にパンデミックと宣言したことは勇み足だった。だが、当時の第七代WHO事務局長(二〇〇七‐二〇一七年)は、二〇〇三年には香港の衛生署長でSARS対策の指揮をとった手腕を買われて、その職に就いたマーガレット・チャンである。SARSアウトブレイクの経験に学び、その轍を踏むことがないよう、二〇〇九年には予防原則に忠実に、可能な限り早期に厳格に封じ込めるべきだとの考えに傾くことは不思議ではない。
結局、ＷＨＯは国家にとってのスケープゴートとして、早くパンデミックを宣言すれば早すぎる過剰対応と批判され、遅ければ後手に回ったと叩かれることがわかる。

パンデミックの政治経済学

さらに、二〇〇九年の新型インフルエンザのパンデミックについては大きなスキャンダルがあった。それは、権威あるイギリスの医学雑誌ブリティッシュ・メディカル・ジャーナル（イギリス医師会雑誌）と非営利の調査報道ジャーナリスト団体の共同調査で、二〇一〇年に明るみに出た疑惑で、パンデミックかどうかを判断する立場のＷＨＯ専門家と巨大製薬企業との経済的癒着という問題だった。[10] 抗インフルエンザ薬タミフル（オセルタミビル）の製造元ロシュ社とリレンザ（ザナミビル）の製造元グラクソ・スミスクライン社が、不透明なやり方でＷＨＯの意志決定プロセスに影響していたというのだ。

この二種類の抗インフルエンザ薬が市場に出たのは一九九九年、その直後からロシュ社らが資金提供する「ヨーロッパインフルエンザ科学ワーキンググループ（European Scientific Working Group in Influenza: ESWI）」はパンデミック前にインフルエンザ対策の計画を立てることの重要性を主張し、ＷＨＯに働きかけて各国向けのガイドラインを作成することを提案していた。そして、二〇〇四年のＷＨＯのガイドラインには「抗ウイルス薬をパンデミック対策に用いる予定の国は、現在の供給量には限界があることを考慮して、備蓄をすることが必要だろう」[11]と記されている。これが意味するのは、パンデミック宣言が出された場合に備えて、（裕福な）WHO加盟国は、事前のリスクマネジメントとして備蓄すべきということだ。実際に危険なパンデミックが発生して、ワクチンや抗ウイルス薬を使う状況に陥るかどうかとは関係なく、リスクマネジメントとしての備蓄が行われる以上は、パンデミック宣言は究極のマーケティング戦略ともいえる。

じっさい、ロシュ社のマーケティング計画には「企業を代弁してくれる第三者パートナーを獲得し、タミフルとその利点に注意を惹きつけること」が含まれており、第三者の専門家グループであるESWIの目的は「製薬企業が抗ウイルス薬／ワクチンの生産能力を事前に高めておくことを支援する方法をとる」とされていたという。いわばESWIによるWHOに対する専門的助言は、巨大製薬企業のステルスマーケティングとして機能していたとみることもできる。WHOのインフルエンザ計画の意志決定に関与した多くの専門家が、ワクチンや抗ウイルス薬を製造している巨大製薬企業と利益相反の関係にあった。しかも、パンデミック宣言をWHO事務局長に進言した「緊急委員会」の委員名簿は、外部からの圧力を避けるためという理由から非開示となっていた。

二〇〇九年六月にはパンデミック宣言の後に、世界各国は冬の新型インフルエンザ流行に備えたワクチン企業との事前契約と抗ウイルス薬の買い付けを行った。ある推計では、この時期のワクチン売り上げは二五億ドルだったとのことだ[12]。

直接的に医薬品を宣伝するかわりに、教育や啓蒙として病気を売り込み、その病気に使用される医薬品の売り上げを増すマーケティング手法は、他の医学分野でもみられるもので「疾患喧伝」として、しばしば批判の対象となる。[13] だが、市場経済の下で、商品としての医薬品を製造販売する製薬企業の立場からすれば、可能なすべての手段を使って売り上げ増を追求するのは当然のことともいえる。

もともと一九九〇年代後半からグローバルヘルスの文脈で、国際社会で盛んに喧伝され始めた新型インフルエンザの脅威など「新興感染症中心の世界観」には、先進国と巨大製薬企業だけを利するものではないか、との疑念はつきまとっていた。

たとえば、二〇〇七年に、インドネシアは、国内で流行していた鳥インフルエンザのウイルスサンプルをＷＨＯに提供することを中止したことがある。[14] これは、インドネシアのウイルスの遺伝情報がＷＨＯを通じてワクチン企業に流れたためだ。そこで、ウイルスの変異株が特許化された上で、そのウイルスを元にして作成されたワクチンがインドネシアに販売されようとしたのだ。これは、たんなる不平等を超えたグローバルな政治経済構造の問題とみることができる。先進国や国境を越えて活動する大企業が、途上国の生物資源や遺伝子資源あるいは伝統的な医薬知識を情報収集し、知的特許権によって囲い込むことで、利益を独占することは「バイオパイラシー（生物学的海賊行為）」と呼ばれ、インフルエンザワクチンだけに限った問題ではない。さらに、ワクチン供給が限られている場合には、裕福な先進諸国が契約上ワクチンを独占し、ウイルスを提供した原産国はワクチンを入手できないという不公平もあった。バイオパイラシーを批判するインドネシアの行動は、同様の問題に悩まされていたベトナムやタイだけではなく、ブラジルやナイジェリアなど広く支持を得ることになった。その後、WHOを中心にして、ウイルス株の原産国には安価にワクチンが入手できる仕組みが作られている。また、第三章で紹介した、インフルエンザウイルス遺伝子の学術的な共有のシステムであるGISAIDが二〇〇八年に構築されたのも、この事件を一つのきっかけとしている。

西洋中心の人種的な国際秩序、巨大製薬企業の思惑、強権的な隔離・検疫によるパンデミック制圧、自由と人権を擁護する言説などの絡み合ったポストコロニアルな状況[15]のなかで、唯一の正しい解を見いだすことは困難だし、そもそも正解など存在しないのだろう。

事後的にみれば、二〇〇九年の新型インフルエンザは、季節性のインフルエンザよりも毒性は低く、グローバルな健康危機と呼べるほどのものは生み出さなかった。その意味で、WHOのパンデミック宣言は不必要だったといえるし、強毒性インフルエンザ向けに作られていたプランを実行した中国や日本は、結果として過剰対応となった。だが、それは後知恵の批判であって、COVID‐19対策で示されたとおり、隔離・検疫は感染症の拡大に対する社会防衛のための有用な手段であることも事実だ。同時に、隔離・検疫が個人の自由と人権の侵害であることもまた事実だ。

二〇〇九年当時、北京にいた米国CDC職員は、メイソンが、個人の自由を尊重する米国であってもコレラやエボラ出血熱くらいの病気であれば中国と同じような隔離・検疫を行うと思うか、とたずねたところ、「彼は「目から出血するくらいなら、するかもね」と笑いながら答えた(16)」という。いっぽう、中国の一人のCDC関係者は「現状を理解せずに自国の大使館へ行って不平を言う人びともいる。だが、現実は、中国の指導部が他国よりも前に一歩先んじているだけだ(17)」とインタビューに答えていたという。

こうして、米国人にとっては中国の過剰対応が喜劇にみえていた新型インフルエンザを顧みれば、COVID‐19では、西洋諸国が次々と中国の範に倣って厳格な隔離・検疫と都市封鎖に踏み切ったことは、不気味な皮肉だ。二〇〇九年に行われたリハーサルが、二〇二〇年には生命を賭けた悲劇として再演されている。

感染症はリスクのように構造化されている

二〇〇九年の新型インフルエンザで表出した諸問題とCOVID‐19対策のなかの諸矛盾とは酷似している。その理由は、感染症対策が病気の拡大を予防することを目指すリスクマネジメントの構造を必然的に有していることに由来する。いいかえれば、リスクとして恐怖される点では、（健康危機とはならなかった）新型インフルエンザウイルスでも世界に影響を与えた新型コロナウイルスでも、「恐怖の疫病」であることに変わりはないのだ。

アフターコロナに向けて、医薬品やワクチンに関わって得られる巨額の利益をめぐる暗闘が二〇〇九年の新型インフルエンザのときと同じように生じつつある。COVID‐19によって触発された「恐怖の疫病」がコロナウイルスより長く続くならば、公的資金による備蓄という安定した市場ができあがるからだ。

さらにいえば、リスクとして恐れられ、事前の対策が必要との社会的合意が作られているならば、疫病以外のトリガーによっても、リスクマネジメントは上昇していく。大地震でも、原発事故でも、テロでも、大恐慌でも、同じ構造の「リスクパニック」が社会で支配的になる。[18]

COVID‐19について、ウイルスによる病気のアウトブレイクとしてではなく、今後さらに悪化する可能性もあるリスクの一種として最後に再考してみたい。じつは、こうした視点は、パンデミックのただなかで、マスメディアや普通の会話で語られるCOVID‐19そのものの姿でもある。私たちは常に「いま何が起きているのか」を知ろうとする好奇心と同じかそれ以上の情熱で「これから何が起きるのか」と、未来形でのCOVID‐19を語り続けている。そして、私たちの今後の行動のあり方を決めるのはもちろん未来形の問いの方だ。それは、とりもなおさず、COVID‐19を今そこにある危機よりもリスクと見なしているということを意味する。

リスクは必ず、二つの顔をもって表象される。まず、リスクは、未来の不確実性、つまり予測不能で突然に出現した未知なるできごととして、人びとの恐怖をかき立てる。健康だった人が風邪の症状になったかと思うと、重度の肺炎になって、呼吸困難で死亡する。それは、リスクが日常の連続性を切断して、突然にリアルになり得るという恐怖だ。

いっぽうで、専門家たちの知において、リスクは、新規に見えるものの、これまでにも繰り返されてきたことの一つとして予測可能な確率的リスクとして扱われる。いっぽうで、専門家たちの知において、リスクは、新規に見えるものの、これまでにも繰り返されてきたことの一つとして予測可能な確率的リスクとして扱われる。パンデミックとしてはインフルエンザ、コロナウイルス感染症としてはSARS、ワクチンで撲滅できた天然痘、抗生物質で治癒可能となった細菌性肺炎などと比較されることで、新規であるとしても専門知を使えば合理的に予測できる計算可能なリスクとなるのだ。つまり、リスクは事前の適切なマネジメントによってある程度は制御可能な対象として示される。

では、次の段階として、実行されたり推奨されたりするリスクマネジメントはどのようにして選び出されるのか。重要なのは、そこで考慮される要素が、生物医学的な有効性、つまり感染拡大の予防の効率性だけではない点だ。実現可能性や社会経済的負担などの複合的な状況（コンスティテューション）が、しばしば明確に意識されないままにバイアスとなって、いかなるマネジメントが行われるかを決めていく。新型インフルエンザやCOVID－19でみられた国境検疫（水際対策）の過剰な重視は、その一種として本書でも批判的に分析した。

COVID－19がリスクとして扱われるとき、問題はウイルスが個人の身体に引き起こす生物医学的な病気と見なされるならば、マネジメントもまた個人の身体に関わるものが支配的となっていく。三密を避け、外出を自粛し、マスクを着用するなど、個人が個人の身体を病気から守るためにできることが、過剰なまでに前景化する。ここで感染予防の実際的な有用性以上に重要なのは、パンデミックというマクロな現象に対しても、ミクロな個人のレベルで、何もできないのではなく、何かをすればリスクを下げることが可能だというメッセージのもつ力だ。

それは、未知の不確実性としてのリスクのもたらす恐怖を和らげて、個人に心理的な安心感をもたらす。いっぽう、個人化されたリスクマネジメントの作法に従わない人びとは、逸脱した異物として排除されるだけでなく、感染源として犯罪者のように扱われ、恐怖と憎しみの対象となる（第四章）。さらに極端な場合には、医療従事者とその関係者もまた、リスクに対応することでリスクに汚染されてしまった危険な感染源と見なされ、社会的に排除されることもある。

だが、同時に、そうした問題の個人化は、個々人が連帯して社会全体として行うべきであった基本的な医療システムの改善という問題を前景から退かせていく。コレラ対策だった衛生改革が社会の健康状態を全般的に底上げしたように、医療のインフラ充実ができたとすれば、ＣＯＶＩＤ－19以降に起きるだろう他のパンデミックに対しても有効なはずだ。

これに対して、アフターコロナでの「新しい生活習慣」や「ニューノーマル」の提唱は、リスクマネジメントの中心を、社会のあり方を再考し変化させることではなく、個人の意識や生活習慣を変えることに置こうとする試みだ。

また、リスクパニックのなかでマネジメントが社会を覆うとき、社会はリスクの高低という一元的な物差しだけによって測られることになる。感染症を避けて健康を守るという価値観はもちろん重要だが、人間が生きていく上でそれだけが唯一の価値というわけではない。リスクを制御することだけを社会全体の目的とするなら、多元的な価値と民主的討論に基づいた政治は必要なくなり、生物医学的な専門知によって、人間の群れの行動を制御する生政治だけが残される。選挙で選ばれたわけではない専門家会議に意志決定を委ね、非常事態を宣言し、移動の自由を制限する隔離・検疫を行い、ときにはプライバシー権を制限して接触者追跡を行うことは、群れをコントロールする生政治の技術としてみれば効率的だ。だが、それでは「犬猫同様の始末」だ。

アフターコロナにおいて非常事態が常態へと接続されていくとき、ものごとは次のようにエスカレートしていくのではないか。

まず、感染症の病者自身が、存在すべきではないと見なされ、リスクを他人にまき散らす感染源として恐怖され、憎しみの対象となる。次は、健康でもリスクの高い行動をする人びとは、自分でリスクマネジメントのできない劣った異物と見なされ、実際に感染したかどうかとは関係なく、道徳的に非難される。国境を越えてウイルスを持ち込んだ「外国人」や日本で支配的な清潔さの習慣とは異なった振る舞いをする人びとは、人種主義的なヘイトにさらされる。

もし、第二波・第三波などが繰り返されれば、リスクマネジメントである新しい生活様式を守らなかった住民の全体が、パンデミック再来を許し、経済活動に支障を来した廉《かど》で政府から非難される。ブレヒトなら、いっそ政府が国民を解散して、新しい生活様式を守る国民だけを選出し直せばよい、と茶々をいれるところだ。

そこで忘れ去られるのは、本書がさまざまな形でとりあげてきたパンデミックをとりまくコンスティテューションの複雑性であり、パンデミックを生み出した政治経済学である。「健全な社会には複数の声があるべき」なのだ。

注

（1）美馬（二〇一二）の第二章「リスクパニックの時代」
（2）木村、二〇〇九、四七頁
（3）堀井、二〇一二、二九‐三三頁
（4）木村、二〇〇九、六八頁
（5）https://www.cas.go.jp/jp/influenza/kako_09.html
（6）Mason, 2016, 143-80
（7）Mason, 2016, 161
（8）King, 2002, 775
（9）Mason, 2016, 160
（10）Cohen and Carter, 2010
（11）Cohen and Carter, 2010, p.4
（12）Godlee, 2010
（13）モイニハンとカッセルズ、二〇〇六、Vance, 2011
（14）Smallman, 2013

（15）King, 2002
（16）Mason, 2016, p.163
（17）Mason, 2016, p.165
（18）美馬（二〇一二）の第二章「リスクパニックの時代」

エピローグ　感染症映画をみる

意味としての感染症

病気は、個人の心身の不調という生物学的事実だけに留まるのではなく、社会的な現象でもある。そして、人びとは、社会的に与えられたその意味を自分なりのやり方で解釈しつつ、病気に対処していく。つまり、社会の中での病気は意味として扱われる。

最後に、病気そのものではなく病気はどう表象されているかに着目して考えてみよう。フィクションとノンフィクションを問わず映画に表れる感染症と健康の描かれ方を読み解くことで、新型肺炎COVID‐19と社会の関係性を見直す新しい視点や俯瞰図を手に入れることができるかもしれない。

COVID‐19などの人から人に感染する伝染病の流行を予防する「防疫」には、普通に思い浮かぶ診療での医者患者関係とは異なった特徴がある。感染症の防疫は、集団での流行予防を目的とする公衆衛生的な措置であるため、患者個人の治療を第一とする通常の臨床での医療とはずれる「社会防衛」という価値観に基づいている。つまり、必要な場合には個人の自由や生命を犠牲にしてでも、多くの人びとの健康を守るということだ。

とりわけそのことが明確となるのは、治療法がなくしかも死亡率の高い病気の場合での感染源への対策だ。なぜなら、その場合の感染源のコントロールとは、患者としての病者に対するケアを度外視して、危険な感染源と見なされた病者に対する監視や強制隔離や移動制限を重視するものとなり得るからだ。

『アンドロメダ…』に始まる

人から人に感染する伝染病に対する強制隔離によって閉鎖された町や建物を舞台としたサスペンスやアクションは、『バイオハザード』やゾンビ映画の定番となっている。そうした未知の病原体との闘いをテーマとした映像作品の始まりが、『アンドロメダ…』（ロバート・ワイズ監督、一九七一年）である。原作は、『ジュラシック・パーク』やテレビドラマ『ＥＲ』でも知られるマイケル・クライトンの初の長編小説『アンドロメダ病原体』[1]だ。

人工衛星で宇宙にいる微生物を採集して生物兵器を作成するスクープ計画が失敗し、アリゾナ州の田舎町ピードモントに衛星が不時着する。その町の住人も回収部隊もほぼ全滅したことが判明し、地球外生命体による伝染病を防疫する秘密計画「ワイルドファイア」が始動する。物語の主人公はいわばワイルドファイア計画そのものであり、その計画に所属する科学者チームによるネヴァダ州にある地下秘密施設での病原体の同定と対処法開発を描いたSFである。ウイルスか結晶のような地球外生命体に付けられたコードネームが「アンドロメダ・ストレイン（アンドロメダ株）」である。

アンドロメダ・ストレインの増殖をモデル化するコンピュータ・シミュレーション、突然変異による病原性の変化、宇宙服のような防護服、防疫に失敗した場合には研究施設ごと核爆弾で自爆消去など、SF的アイデアの小ネタが詰め込まれている作品だ。とくに当時から話題となったのが、地球外生命体と他の生物が接触することを避けるために、研究者たちが秘密研究所に入るまでに徹底した滅菌処置を受ける設定だ。当時のアポロ計画でも、宇宙からの未知の伝染病侵入の可能性は議論されていたという。

感染症の制圧『アウトブレイク』

映画『アウトブレイク』（ウォルフガング・ペーターゼン監督、一九九五年）では、アフリカから米国に持ち込まれた危険なウイルスを征圧するために過酷な検疫や隔離が行われる状況が描かれている。

映画に登場するウイルスは、アフリカのモターバ川流域で一九六七年に確認された（架空の）モターバ・ウイルスという設定である。そのモデルとなった病気は、アフリカのスーダンのエボラ川流域の町ヌザラで一九七六年に「アウトブレイク」を起こしたエボラ出血熱である。潜伏期間数日から一週間で高熱と全身からの出血を示し、いまのところワクチンによる予防法は確立しておらず治療法も実験段階で致死率は高い。皮膚の下の結合組織を破壊するため、患者は体中から出血して「崩壊」するように死亡するという。エボラ出血熱は繰り返し局地的なアウトブレイクを起こしており、二〇一四年にはギニア、シェラレオネ、リベリア、ナイジェリアなどを含む広い範囲に広がった。

『アウトブレイク』のなかでは、モターバ熱の感染力の強さと出血による死亡率の高さを知った米軍が、自国の兵士もいた病院がある村丸ごと爆破してコミュニティ全体を抹殺する。そうやって、人類全体の健康を守るために、多くの犠牲を払って感染源を封じ込めた秘密作戦の存在が映画の前史となっている。少しネタバレになるが、物語の終わり近くで、米軍は、公衆衛生的な目的だけではなく、生物兵器開発を目的にウイルスを採取保存した後に証拠を隠滅し、秘密裏に治療用血清も開発していたことが明かされている。

さて、いったんは人間社会から駆逐されたモターバ熱は、サルなどの野生動物の間では生き延びており、ペット用の野生サルの密輸によって米国の田舎町シダー・クリークにモターバ・ウイルスが持ち込まれる。動物密売人、ペットショップのオーナー、血液検査技師などを通じてモターバ熱は広がり、空気感染によってアウトブレイクが引き起こされる。

政府はウイルスを封じ込めるため町全体を強制的に隔離して、軍による防疫線で交通を遮断する。宇宙服のような防護服で対応する感染症制圧チームは不眠不休で働くが、やがて疲れから針刺し事故で、モターバ熱に感染する者も出始める。その状況の中で、政府と軍は強力な気化爆弾によって町を全滅させることで感染源を制圧するという作戦を承認する……、というサスペンスだ。感染症対策が隔離と検疫を中心として粛々と強権的に進められていくプロセスはそれなりにリアルなのだが、後半部分から軍用機でのチェイスシーンなど派手なアクションが連発されてしまうのはご愛敬だ（結末はもちろんハッピーエンド）。

主人公は陸軍で感染症対策を担うアメリカ陸軍感染症医学研究所（USAWRIID）に所属する軍医大佐であるサム・ダニエルス（ダスティン・ホフマン）で、米国疾病予防管理センター（CDC）に勤務する元妻で同じ感染症研究者のロビー（レネ・ルッソ）に情報提供して対策を進めようとする。当初は感染症対策の主導権争いで（上層部は）いがみ合っていたUSAWRIIDとCDCは、サムとロビーを中心に現場での協力をするようになる。

米国に侵入したエボラ出血熱

『アウトブレイク』のモデルとなったのは、一九八九年に実験用サルを通じてエボラ出血熱ウイルスがワシントンDC近郊の町レストンに侵入した事件だ。その事件を取材したリチャード・プレストンによるノンフィクション作品『ホット・ゾーン』は世界的ベストセラーとなった(2)。レストンには、世界各地から実験用に輸入されたサルを一ヶ月間検疫のために飼育している霊長類検疫所（モンキーハウス）がある。そこで、一九八九年一〇月初めにフィリピンから輸入された一〇〇頭のカニクイザルが次々と病死し、一一月一日には死亡二九頭に達していた。顧問獣医は、今までに経験したことのないその病気の原因を突き止めるため近くのフォート・デトリック基地にあるUSAWRIIDにいる専門家に相談する。電子顕微鏡などによる検査が行われる間にも、さらに多くのサルが命を落とした。しかも、離れた飼育室のサルにも同様の病死が見られ、空気感染が強く疑われた。

一一月二八日、サルの大量死を引き起こしたのは、人間での死亡率が九〇％に達するかもしれないエボラウイルス（ザイール型）と判明する。サルから人間への感染とアウトブレイクを防ぐためには、モンキーハウスを閉鎖し、感染したサルを殺して焼却し、建物ごと徹底した消毒をする必要がある。人間に対する検疫とは異なり、動物に対する検疫は安楽死という過酷なものだ。

そうしたバイオハザードに対する制圧作戦の準備と訓練を整えているのは軍組織であるUSAWRIIDだが、エボラウイルス侵入は生物兵器のような軍事的脅威ではないため軍の管轄とはいえない。そのため、国内での感染症対策を取り仕切る連邦政府の民間人組織であるCDCとの間で、ウイルス専門家としてのプライドを賭けた軋轢が実際に生じたのだ。調整の結果、サルの処分に関してはそれまでの経緯からUSAWRIIDの管轄とするが、もし人間での感染者が出た場合にはCDCが対応することになった。最終的には人間でのエボラ出血熱患者は発生せず、すべてのサルの安楽死とモンキーハウスの消毒で事件は終結する。

後に判明したことだが、モンキーハウスに蔓延していたエボラウイルスは、サルに対しては致命的だが人間に感染してもほとんど症状を起こさないものだった。そして、四名の飼育係は全員、おそらく空気感染によってエボラウイルスに感染していたという。つまり、人間でのアウトブレイクが生じず、サルの感染だけで制圧されたのはウイルスの突然変異による偶然の生み出した結末だったようだ。

医療者と軍人とが対立しながらも協力して対策を進めるという点には、検疫・隔離と戦争の通底する暴力性が映し出されている。

『感染列島』

人間から人間にすばやく伝染していく感染症のアウトブレイクを、日本を舞台に描いた映画が『感染列島』（瀬々敬久監督、二〇〇九年）だ。二〇〇九年一月の公開なので、新型インフルエンザのパンデミックが話題になる直前の公開だった。

二〇〇九年四月、メキシコで呼吸器感染症が集団発生したという報告がWHOに挙げられた。それは、当初は新型インフルエンザでしかも危険で感染力も強いと考えられたため、WHOは二ヶ月後の六月にパンデミックを宣言した。今回、COVID‐19がパンデミックと呼ばれたのは、そのとき以来一一年ぶりである。

新型インフルエンザの恐怖は世界中のマスメディアでも大きく報道され、日本でも北米やメキシコから到着した飛行機に対する物々しい機内検疫を行ったりした。だが、翌年の初夏に終息してみれば、感染力・死亡率ともに通常の季節性インフルエンザと大きくは変わらないと判明した。すなわち、インフルエンザのパンデミックへの過剰反応というWHOの大失態である（第七章）。COVID－19で、WHOがなかなかパンデミックを宣言しなかったのは、二〇〇九年の失敗の記憶があったからかも知れない。

映画『感染列島』の物語では、WHOのメディカルオフィサー小林栄子（檀れい）と若手の救急救命医である松岡剛（妻夫木聡）の関係（大学時代には助教と学生の恋人同士だったが別れている）を軸にして、感染率も死亡率も高い感染症のアウトブレイクと人びとのパニックが描かれている。映画の冒頭にあるワンシーン、人びとの口から飛散する唾液の飛沫をクローズアップする描写は、マスク着用していないと白い目で見られる二〇二〇年の日本で鑑賞すると、強いインパクトがあって印象に残る。

ストーリーは、正月明けのいずみ野市立病院に発熱と咳の急患が運び込まれるところから始まる。最初にその患者を診察したのは当番医師だった松岡である。翌日には、患者の症状は急速に悪化し、意識がもうろうとしながら暴れたために、周囲の医療従事者は喀血を浴びてしまう。そして、周囲の市中で同様の感染症が発生するだけではなく、患者から医療者への院内感染も拡がっていく。やがて、感染拡大の予防のため封鎖されたいずみ野市ではパニックがおきる。

また、感染症発生の直前に家禽大量死があったため原因不明の疫病の発生源と疑われた養鶏業者が、マスメディアでバッシングを受けた末に自殺する。このいかにも日本的なエピソードは、二〇〇四年に家禽での鳥インフルエンザが流行した際に、家禽の大量死を最初に隠蔽していた養鶏業者夫婦がマスメディアで激しく非難された後に心中した痛ましい事件を元にしているのだろう。

感染症の調査と現場での陣頭指揮の役割を期待されて、WHOから病院にメディカルオフィサーとして派遣されてくるのが小林だ。彼女は、頭の固い病院上層部と衝突しつつ、元恋人の松岡との微妙な関係を保ちながら、感染症制圧のための世界標準の方策を一つ一つ進めていく。感染者や自分が感染したかもと疑う人びとが病院に押し寄せ、対応する医師たちは病院前のテントで入院させるべき重症者と自宅療養の軽症者を振り分けるトリアージのシーンはリアリティがあった。

やがて自分自身も院内感染に冒されていることに気づいた小林は、治療薬もワクチンもない状況で、回復者の血清（ウイルスへの抗体を持っている）を使った治療試験の被験者に志願する。さて、果たして彼女は回復するのか、という流れだが、ネタバレになるので、ここであらすじ紹介は止めよう。

松岡がウイルス学者らと協力して、この新感染症「ブレイム」の病原体を探索するのが映画の後半だが、さすがに若手医師のスーパー大活躍は無理がある展開だ。残念ながら、元恋人同士の微妙な恋愛心理の描写とパンデミックによるパニックというスピーディなストーリー展開とはどうも相性が悪い。

超リアル感染症映画『コンテイジョン』

二〇一一年の米国映画『コンテイジョン』は、二〇二〇年にCOVID-19のアウトブレイクとともに注目を集めた。『オーシャンズ11』（二〇〇一年）でも知られるスティーブン・ソダーバーグ監督のアクションスリラーである。

子育てと仕事をてきぱきとこなすベス・エムホフ（グウィネス・パルトロウ）は、香港でのミーティングを終え、シカゴを経由してミネアポリスに帰宅する。その二日後、ベスは原因不明の発熱とけいれんを起こして、夫のミッチ（マット・デイモン）によって病院に運び込まれた直後に死亡する。呆然としているミッチに、自宅にいた息子のクラークも突然呼吸停止したとの電話連絡が入る。そして、原因不明の感染症発生として、ミッチはそのまま隔離されてしまう。

数日の内に、ミネアポリスだけでなく、シカゴ、北京、香港、東京、ロンドンなどでも、同様の症状を示す原因不明の突然死が多発し始める。

発端患者となったベス、米国CDCから指示を出す統括エリス・チーヴァー、CDCからミネアポリスに派遣されたエリン・ミアーズ医師、CDCでワクチン製造に尽力するアリー・ヘクストール、ベスの立ち寄ったカジノのビデオ映像から感染経路を探るWHOの疫学者レオノーラ・オランテスなど（他にもたくさん）が、感染爆発をめぐる一つのストーリーを作り上げている。登場人物は多いが、個々の人物造形はくっきりしており、場面の展開もなめらかだ。

ネタバレになるが、新しい病原体MEV－1は、中国本土ないし香港でコウモリのウイルスがブタに感染して突然変異した後、人間から人間に感染するようになったという設定はとてもリアルだ。映画の中ではパラミクソウイルスの一種とされるので、一九九九年にマレーシアで、コウモリから豚を経由して人間に、急性脳炎のアウトブレイクを起こしたニパウイルスが想定されているのだろう。パームやしのプランテーションのためにジャングルが失われ、フルーツを食べるコウモリが人間の居住地（豚を飼い果樹園もある）にやって来たことで、新しい感染症が発生したと考えられている。典型的な開発原病である。病原体はMEV－1という名前なので、同じパラミクソウイルスである麻しんウイルス（MeV）が念頭に置かれているようだ。

ドアノブを触った後に無意識に顔を触れることでの接触感染、休校措置によって子育て中の医療従事者が働けなくなる問題、買い占めによる品薄、生物兵器説の登場、病床不足に対応するための体育館利用、咳をきっかけにした乱闘、暴徒によるスーパーマーケットの強奪、銃を買い求める人びと、議会審議のウェブ化、火葬場の不足など細部にわたって、COVID－19パンデミックと比べてみたくなる。

なお、シカゴやミネアポリスの都市封鎖によるパニックと暴動や町並みの荒廃は、二〇〇五年にルイジアナ州を襲ったハリケーン・カトリーナ通過後の様子を下敷きにしているという。

ワクチン実用化をめぐる問題

ワクチンの正式な臨床試験には半年から一年かかるため、それを待ちきれないヘクストール医師は、自分を被験者としてワクチン人体実験を行う。ここで、胃潰瘍や十二指腸潰瘍と関連があるヘリコバクター・ピロリの発見者でノーベル賞受賞者のバリー・マーシャルのエピソードがでてくるところも、目配りが効いている。一九八四年に、マーシャルはピロリ菌が病因であることを証明するために、培養した菌を自分で飲み込んで胃炎となり、しかもその炎症部位にはピロリ菌が存在していることを確認した。

ただし、冷静に考えてみれば、ワクチンのように多数の健常者に投与する医薬品の有害作用は、事前に十分にチェックする必要がある（映画につっこんでも野暮だが）。

インフルエンザによる死亡者数よりも、ワクチン有害作用被害による死亡者数が多かったケースとして知られるのは、一九七六年に米国で発生した豚インフルエンザ対策の顛末だ。その年の二月に発生した豚インフルエンザをスペイン・インフルエンザと同等の危険な感染症と判断した米国政府は、新しく開発したワクチンを一二月までに米国内で四五〇〇万人に接種する。しかし、インフルエンザの流行は起こらず、有害作用でのギランバレー症候群によって翌年三月までに一七名が死亡したという(3)。

反体制派の言い分

もう一つ、『コンテイジョン』で印象的なのは、反体制的なブロガーであるアラン・クラムウィディ（ジュード・ロウ）の存在だ。彼は、感染症の病原体は生物兵器由来であるとの陰謀論、代替医療の一種ホメオパシーによる治療（レンギョウ抽出液）が有効との持論を、ウェブ上で主張して多くの人びとの支持を集める。しかし、彼は必ずしもデマ情報を流す悪人としてだけ断罪されているのではない。

クラムウィディは、ユーチューブで世界の奇病をチェックしてCDCに先んじて新規感染症の発生を人びとに警告する独立した思考の持ち主だ。SNS情報を辿ってCDCのチーヴァーによる不正を暴露し、さらに代替医療を頭から否定する政府は巨大製薬企業の手先になっていると批判する。

連邦政府による疾病対策による市民的自由の侵害を警戒し、それを巨大製薬企業や軍と連携した陰謀の一部と考えている米国市民たち（の一部）は、クラムウィディの主張と行動に強く共感するだろう。そして、こうした発想が次に向かうのは、感染爆発の際には、暴動やパニックからの自衛のため武装するという米国特有の考え方だ。実際に、COVID-19の流行とともに米国内では銃の売り上げが増大しているという(4)。

略奪の町と『ザ・クレイジーズ』

政府による陰謀として感染症を描いたパニック映画の起源の一つが、一九七三年の『ザ・クレイジーズ／細菌兵器の恐怖』である。『ナイト・オブ・ザ・リビングデッド』（一九六八年）や『ゾンビ』（一九七八年）で知られるジョージ・A・ロメロ監督による低予算作品だが、残念ながらゾンビは出てこない。なお、この作品は二〇一〇年にブレック・アイズナー監督でリメイクされている（『クレイジーズ』）。

米国ペンシルバニア州の小さな町エバンスで、米軍が開発していた生物兵器「トリクシー」が軍用機事故のため漏れ出す事件が発生する。トリクシーに感染すると半分は死亡し、残りの半分は精神に異常を来すという設定だ。常軌を逸した暴力事件が多発する中、真っ白な防護服と頭部を覆うマスクに身を包んだ兵士たちが現われ、暴動と略奪が広がりつつある町全体を隔離し、住民を手当たり次第に高校の体育館に強制収容する。

兵士たちが手に持っているのは消毒液噴霧器ではなく銃で、命令に従わない住民を次々に射殺していく。軍による強制隔離から逃れるため、主人公の消防士デヴィッド（ベトナム帰還兵）は感染を免れた仲間たちと銃を持って郊外にある農場に立てこもるが、そこも発見されて銃撃戦となる。

めちゃくちゃなストーリー展開だが、米国ならあり得るかも、と疑いそうになる。感染症への恐怖だけでなく、政府による感染症対策への恐怖もまた、ハリウッドのホラー映画を支える大衆文化の集合的想像力の源泉であることを教えてくれる作品だ。

なお、エバンスはペンシルバニア州に実在する町で『ナイト・オブ・ザ・リビングデッド』のロケ地でもある。ゾンビに襲われたり、細菌兵器漏れ事故に見舞われたり、不運この上ない。

『28日後…』と『28週後…』

三月初旬からイタリアやスペインを中心に欧州でのCOVID‐19は拡大し、米国に続いて南米での感染拡大がそれに続いた。三月中旬には、欧州の多くの国で、続いて米国でも、公的集会の禁止、休校、外出制限などロックダウンと総称された社会的距離の政策がとられ始めた。四月末、米国など世界的に見ればまだ感染拡大の勢いは収まっていないが、欧州では、厳格に行われた公衆衛生的な隔離・検疫の効果が見られたのか、ある程度は新規感染者数が減少傾向を見せている。そのため、五月上旬には段階的にそれらを解除する方向に動きつつある。日本もそれに続いている。

『28日後…』（ダニー・ボイル監督、二〇〇二年）とその続編『28週後…』（ファン・カルロス・フレスナディージョ監督、二〇〇七年、ダニー・ボイルは制作総指揮）は、厳格な隔離・検疫による感染症の征圧とその後を描いている。感染症といっても、血液や唾液から感染し、数分で感染者は理性を失って凶暴性（レイジ）を持つようになり、他人を襲って噛みつくようになる「レイジ・ウイルス」という設定なので、実際にはゾンビ映画といったほうが正確かも知れない。ただし、本来は死者であるゾンビのゆっくりした動きと違って、感染者は全力疾走で追いかけてくるので、ホラーにアクションの要素が加わっている立派なB級映画だ。

『28日後…』では、医学研究所から広がったウイルス（おそらく生物兵器用？ないしそのワクチン製造用）が、あっという間に英国全土を襲う。ウイルスが蔓延する直前にちょうど交通事故で昏睡状態に陥っていた主人公ジムは二八日後に目覚め、ウイルスのためにゴーストタウンとなったロンドンをさまよう。

ようやく出会えた生存者セリーナは、感染症？というかゾンビの蔓延を生き延びてきただけあって、感染者や感染の疑いのある者は容赦なく抹殺し、ジムを驚かせる。途中からフランクとハンナの親子連れとも行動を共にするようになった生存者グループは、安全地帯の場所を知らせるラジオ放送に従って、マンチェスター北部の軍基地に向かう。だが、兵士たちは襲ってくる感染者との繰り返される戦いで、心が荒みきっており、生存者グループの女性を戦利品のように扱ってレイプしようとする。

ラストはネタバレになるので書かないことにするが、簡単に言えば、理性を失った感染者たちは長くは生き延びられず、ブリテン島は人間もウイルスも死滅してしまう。こうして、レイジ・ウイルスの感染拡大は英国という島国のなかで終焉となる。

ウイルス発生から二八週間後、死の島となった英国に、米軍（NATO軍）が上陸して駐屯し、ウイルスと感染者の死滅を確認した後に、帰国希望者を受け入れた復興を始める。それが、続編

『28週後…』の舞台だ。

最初は大人が厳重に外部との交通が遮断された地区への再定住を開始し、やがてヨーロッパ大陸に修学旅行中でレイジ・ウイルスから逃げ延びた子どもたちもイギリスへと帰国し始める。

そのなかにいたタミーとアンディの姉弟は、かつての自宅の様子を調べに行くために、居住区域から外部に出て、母親のアリスが生存していることを発見する。子どもたちと共に保護され、居住区域へやってきたアリスは検疫と念入りな検査の結果、不顕性感染つまり無症状のウイルスのキャリアであると判明する。ここからは観客の期待どおり、アリスを発端者として再び感染拡大が生じ、帰国した未感染の人びととゾンビ的な感染者とが全力疾走する大混乱となる。居住区域の安全を守っている米軍は、感染拡大を防ぐために、動く者すべてに手当たり次第で銃を乱射する展開になっていく。さすが続編だけあって、B級な感じが前作より全開である。

だが、非常事態の解除を待ちながら『28週後…』をみるとき、私は奇妙なリアルさを感じてしまう。いったん感染拡大が収まる方向になった後の、第二波でのCOVID-19がどのように生じるかが極端に戯画化された形で描かれているように見えるからだ。安心感を逆なでするように、無症状の感染者が国外から入国すれば、危険で迷惑な「感染源」と一方的に非難されることは確実だ。そして、そのときは、第一波のパンデミックのとき以上に、マスメディアやソーシャルメディアでの「自己責任」や「無責任な行動」や「殺人者」との大合唱と共に、感染者に対する恐怖や社会的排除や憎しみの暴発が起きることが容易に想像できる。

アフターコロナとは、パンデミック後の平穏な時代への復帰ではなく、次のパンデミックを待ちながら／恐れながら生きる時代への移行となってしまったのかもしれない。あるいは、こう表現することもできる。パンデミックに対する一国的な解決はそもそも不可能であるか野蛮への転落であり、国境を越えてあらゆる人びとの生命を平等に尊重するグローバルな解決だけが可能な道筋だ、と。

『ブラインドネス』の疫病

もう一つ取り上げたい作品は、『ブラインドネス』（フェルナンド・メイレレス監督、二〇〇八年）である。第六一回カンヌ国際映画祭オープニング作品で、原作はノーベル文学賞作家ジョゼ・サラマーゴの『白の闇』[5]（一九九五）である。

ある街で、一人の男が車を運転中に突然、真っ白い視界に呑み込まれて失明するところから物語は始まる。妻、受診した眼科の医者、眼科クリニックの待合室にいた患者たち、など次々に同様の失明は広がっていく。ちなみに、カナダ＝ブラジル＝日本映画であって、最初に失明した男は伊勢谷友介、その妻を木村佳乃が演じている。

治療法はなく、人から人に伝染する感染症とだけわかっている状態で、政府は感染者（失明者）の強制的な隔離を行い始める。隔離場所となったのは使われなくなった巨大精神病院、その周囲を完全防護服の軍が監視している。看護やケアをするスタッフもいない監禁空間に向けて、定期的に食料品だけが投げ入れられる。

感染が爆発的に拡大していくなか、（眼科の）医者の妻（ジュリアン・ムーア）だけが失明しない。彼女は「見えなくなった」と偽り、医者の夫とともに収容所に紛れ込み、そこでの生活の唯一の目撃者となる。

閉じ込められた空間での生活は徐々に変質していく。失明者たちは目の見えない生活に慣れることができず、食事や排泄やゴミ処理にも支障を来すようになって、収容所内は不潔な混乱状態になっていく。支給される食事や日用品は不足がちになり、銃を持ちこんでいた一人のならず者が「王」を名乗って収容所内を弱肉強食のルールで支配しようとする。

ならず者が感染者たちの金品を奪う手助けをしてそれらを管理するのは、感染者に混じって閉じ込められてしまった元々の視覚障害者だ（「会計係」と呼ばれる）。失明での生活には慣れている彼は、収容所でもあまり苦労なく動き回り、（元）晴眼者との力関係が逆転したことに密かな喜びを感じている。

パニック作品の常道で、男たちが暴力で支配する社会では、女たちはモノとして扱われ、性的対象として取引され、ときには男たちの共通の所有物とされる（『28日後…』でも同様の事態が起きた）。『ブラインドネス』では、食料と交換に女たちは性的奉仕をするよう求められる。レイプによって一人の女が死亡したことをきっかけに、夫の手助けをするだけだった医者の妻が、他の感染者たちと連帯しつつ、「見えること」を利用して暴力の支配に抗する反撃に転じていく。その後半部分は映画を見ていただくことにして、ここではくわしくは書かないでおこう。

映画においては、レイプ直後とラスト直前で現われる女たちと水のイメージがもっとも美しいシーンとなっていると思う。これらの場面への意味付けは原作小説とは異なっているが、水と女たちのシンボリズムを映画のテーマの一つに設定すること自体は映像表現としては成功している。ただし、サラマーゴが無神論者であることを考慮すれば、そこにあるキリスト教的な含意には違和感が残るのだが。

拒否の政治

じつは、ポストパンデミックについて考えさせられるのは、『ブラインドネス』そのものではない。映画化されていない（その上に邦訳もない）のだが、九年後の二〇〇四年に発表された続編の小説『よく見えることについての試論』で、『白の闇』の原題『失明についての試論』とペアになっている。

白い失明の流行が終息した四年後、街（ポルトガルと推察されるある国の首都）では議会選挙の投票日がやってくる。だが、その日は朝から豪雨で、投票所には投票する者は誰一人として現われない。午後には天気が回復し、締切り直前の午後四時になって投票に人びとがやってきたことで、やきもきしていた政府はいったん安堵する。しかし、投票結果は白票が七〇％である。一週間後の再投票ではさらに白票が増加して八三％に達する。

民意から無視された政府は、自らの権威や正統性を見失って混乱に陥り、白票を「純然たるテロリズム」として非難し、首都を離れて非常事態を宣言する。首都を軍で包囲し、鉄道駅を爆破する謀略で危機意識を煽り、無差別に市民を拘束して尋問するが、政府は何が起きているかを知ることはできない。その中で、白い疫病のなかでただ一人目が見えていた医者の妻が、この白票の首謀者であると示唆する密告が首相に届けられる。そこからの展開の詳細は小説を読んでもらうことにしよう。

白票が意味するものは何か。首都の市民への弾圧を強めていく政府に辞表を出した法務大臣の発言は、その状況を理解する鍵となるものだ。

（略）白票は最初の失明のときと同じくらいに破壊的、あるいはよく見えていることと同じくらいに破壊的だ、と法務大臣は言う、何だって、と内務大臣、彼は聞き違えたかと思ったのだ、私が言いたかったのは白票を投票した人びとの側では白票はよく見えていることの徴だったのかもしれないということだ、会議の最中になんてことを言うんだ、反民主主義的な戯言だ、恥を知れ、法務大臣とも思えない、と防衛大臣が叫ぶ、（略）(6)

白い失明とよく見えていること、そして白票という意思表示とが重なり合っていく。疫病であれ異常な選挙であれ、パニックを恐れて人びとを隔離することしかできない政府とは、強力な警察や軍隊で守られていたとしても、収容所を支配した、ならず者の「王」と同じように物事が見えておらず、じっさいには無力なのだ。

白票という拒否の戦略は、現政府を仕切っている政党を別の政党にすげ替える投票という行為とは根源的に異なっている。それは、ある政府を信任するか不信任するかの問題ではなく、そもそも政府を政府として定めるための民主主義的な投票という枠組み自体を問い直すことになるからだ。

パンデミックのなかで、本気で努力すれば、昨日の世界では不可能と思えた社会生活の根本的変化をも実現できることを私たちは知った。それを産み出したのは、非常事態を叫ぶ政治家の安易な言葉ではない。経済成長や市場よりも連帯する生を優先する集合的力能だ。社会を止めることも動かすことも自在で、街路を空っぽにすることも人で一杯にすることもできる力は、一時的ですぐさま潜在的なものとなるとしても、ポストパンデミックに消え去るわけではない。そして、その力は、パンデミックを止めるだけでなく、もう一つの世界を創ることもできる。

注

（1）クライトン、一九七六

（2）プレストン、二〇一四

（3）ニュースタットとファインバーグ、二〇〇九
（4）https://www.huffingtonpost.jp/entry/story_jp_5e71b801c5b6f5b7c53aa789
（5）サラマーゴ、二〇一〇
（6）Saramago, 2006, 159.

あとがき

本書の企画は、二〇二〇年三月六日、人文書院の松岡隆浩さんとの会話に由来する。その日、私は『「大東亜」を建設する――帝国日本の技術とイデオロギー』（アーロン・S・モーア著、塚原東吾監訳、人文書院）の刊行記念イベントに一観客として参加していた。総力戦体制が私自身の研究テーマの一つであることはもちろんだが、訳者である塚原さんと久しぶりにおしゃべりでも、と思ったのも理由だ。そこで単刀直入に「サバティカルの成果を本にしないんですか」と、松岡さんから尋ねられたのだ。

たしかに、二〇一九年度は本務校のサバティカルで、私はヨーロッパを中心に幾つかの大学や研究所に短期で研究のため滞在していた。新型肺炎のアウトブレイクが武漢で起きているとのニュースは英国のオックスフォードで一月に知り、二月にはハンガリーの地方都市セゲドでCOVID‐19に関わるアジア人差別を見聞きすることになった。第一章で使用したゼンメルヴァイス博物館の写真は、その際にブダペストを訪れたときのものだ。二月初旬に帰国してからは、あれよあれよという間に、日本だけでなく世界中がコロナ一色となっていった。二月に乗り継ぎで経由したフランクフルト空港では、中国人旅行者が激減したためか、アジア方面のターミナルは人影もまばらで驚いたことを覚えている。

というわけで、松岡さんとの会話は自然とサバティカルから離れてCOVID-19についての時局的な話題となり、本書が生まれたのである。サバティカルの成果については、またそう遠くない機会にまとめたいと思う。乞うご期待。

第一章で自己引用した「アウトブレイクの社会的効用」は二〇〇三年のSARSを論じたもので、初めて『現代思想』誌に掲載された論文でもあり、個人的に感慨深い。しかも、初の単著『〈病〉のスペクタクル』（二〇〇七）は、その論文を読んだ松岡さんから提案された企画だった。考えてみれば、コロナウイルスとも松岡さんとも長い付き合いとなったものだ。二つ返事で引き受けたものの、現在進行中のできごとに関して書くのはなかなか難しく、日本での状況がとりあえずは落ち着きを見せ始めた五月の連休明けにようやく脱稿できた。

本書は基本的には書き下ろしであるが、一部に別の媒体や雑誌で発表したものが書き直した上で含まれている。

ウェブ媒体『現代ビジネス』（講談社）での連載では、「世界が待望する「コロナ新薬」を素直に喜べない理由　残念ながら大きな欠陥がいくつもある…」（第二章）、「新型コロナ危機、日本政府の「対策」に抱いた恐怖　中国の接触者追跡99％が意味すること」(第四章)、「新型コロナ「ロックダウン」の効果とは？　史上最悪のパンデミックの教訓　やるなら今だが、効果は…」(第五章)である。ご許可をいただいた講談社と佐藤慶一さんに感謝する。「感染までのディスタンス」(現代思想二〇二〇年五月号(四八巻七号))は第五章の後半部分の元になっている。ご許可をいただいた青土社と村上瑠梨子さんに感謝する。

第六章の一部は、「新型コロナの生政治——閉じ込めからモニタリング監視へ」(人間会議二〇二〇年夏号)として発表した。ご許可をいただいた「人間会議」編集部と斉藤至さんに感謝する。

エピローグの映画論は、病気や身体に関わる映画を論じて『医学のあゆみ』に連載している「医療社会学の冒険」シリーズでの第一五回「感染源としての患者」(二七〇巻三号、二〇一九)、第二四回「新型肺炎COVID-19の時代に」(二七三巻三号、二〇二〇)、第二五回「新型肺炎COVID-19の時代に(続)」(二七三巻一一号、二〇二〇)を元にしている。ご許可をいただいた医歯薬出版と白井聡一郎さんに感謝する。

第四章で用いたSARSに関する図版は『〈病〉のスペクタクル』(人文書院)から再作成したものである。SARSとエイズを図像として比較することは二〇〇三年から温めていたアイデアで、今回ようやく日の目を見た。その二つに共通する感染源としての病者の原像が「チフスのメアリー」であることは本書でも簡単に論じた(第三章)。

外出制限の下で、草稿を研究会などで口角泡を飛ばして討論することはかなわなかったが、何故か Happy Retirement を迎えた先達の方々とリモートで議論する機会を数多く得た。伊豫谷登士翁さん、倉持武さん、佐藤純一さん、孫歌さん、西川祐子さん、平田由美さん（正確には来年Retirement）、村岡潔さん、Brett de Barry さん、からは多様な視点をご教示いただいた。他の東アジア諸国で優勢な電子的なモニタリング監視ではなく、「隣組」的な相互監視による同調圧力のほうが日本では「有効」に機能しているのではないか、という佐藤さんの問題提起は、「日本文化論」に陥らずに理論化して分析することを今後の宿題としたい。

「チフスのメアリー」など感染と差別・排除をめぐる問題意識を共有していた故金森修さんに本書をお見せできないことは残念でならない。

なお、本書は、挑戦的研究（萌芽）19K21620「マイノリティアーカイブの構築・研究・発信：領域横断的ネットワークの基盤創成」（研究代表者：美馬）の研究成果の一部である。また、立命館大学生存学研究所のオンラインセミナー「新型コロナウイルス感染症と生存学」（二〇二〇年五月八日）で、本書の一部を「感染症と生権力」として発表した。

二〇二〇年五月二五日、緊急事態宣言解除の日に

report-5-phylogenetics-of-sars-cov-2/） 15th Feb. 2020.
脇村孝平（二〇〇二）『飢饉・疫病・植民地統治』名古屋大学出版会
Wang, D.（2020）Clinical Characteristics of 138 Hospitalized Patients With 2019 Novel Coronavirus–Infected Pneumonia in Wuhan, China. *Journal of American Medical Association* 323(11):1061-1069.
Wald, P.（2008）*Contagious: Cultures, Carriers, and the Outbreak Narrative.* Duke University Press.
渡辺也寸志（二〇〇三）「恐怖！ SARS 超感染第一号『毒王』追跡ルポ」『新潮 45』6 月号、五八－六五頁
WHO（2019）Non-pharmaceutical public health measures for mitigating the risk and impact of epidemic and pandemic influenza.（https://www.who.int/publications-detail/non-pharmaceutical-public-health-measuresfor-mitigating-the-risk-and-impact-of-epidemic-and-pandemic-influenza）
Wu, L-P. et al.（2007）Duration of antibody responses after severe acute respiratory syndrome. *Emerging Infectious Disease* 13: 1562-1564.
山本英政（二〇〇五）『ハワイの日本人移民　人種差別事件が語る、もう一つの移民像』明石書店
山本俊一（一九八二）『日本コレラ史』東京大学出版会
横田葉子（二〇〇五）「科学知識の伝達　スーパースプレッダーの例」、立命館大学大学院先端総合学術研究科紀要『Core Ethics』第一号、五七－七二頁
Zhou, P. et al.（2020）A pneumonia outbreak associated with a new coronavirus of probable bat origin. *Nature* 579: 270-273.
Zhu, N. et al.（2020）A Novel Coronavirus from Patients with Pneumonia in China, 2019. *New England Journal of Medicine* 382:727-733.

Treaty-Port China .University of California Press.
エドワード・W・サイード、大橋洋一訳（一九九八、二〇〇一）『文化と帝国主義1・2』みすず書房（原著一九九三）
ジョゼ・サラマーゴ、雨沢泰訳、（二〇二〇）『白の闇』河出文庫（原著一九九五）
Saramago, J. (trans. Costa, M.J.)（2006）*Seeing*. A Harvest Book.
佐藤裕（二〇〇七）「ハンガリー医学史瞥見　ゼンメルワイス医学史博物館訪問記」日本医史学雑誌、五三巻、一号、九四－九五頁
Shaw, J.（2007）The SARS Scare. *Harvard Magazine*, March-April, 48-95.
シゲリスト、H・E（一九七三）『文明と病気　上・下』岩波新書（原著一九四三）
ランディ・シルツ、曽田能宗訳（一九九一）『そしてエイズは蔓延した　上・下』草思社
白木公康（二〇二〇）「緊急寄稿（2）新型コロナウイルス感染症（COVID-19）治療候補薬アビガンの特徴」日本医事新報、五〇〇五、二五
城山英巳（二〇二〇）「習近平「恐怖支配」が招いた感染爆発」『文藝春秋』四月号、一〇四－一一二頁
ヒュー・スモール、田中京子訳（二〇〇三）『ナイチンゲール　神話と現実』みすず書房（原著一九九九）
Smallman, S.（2013）Biopiracy and Vaccines: Indonesian and the World Health Organization's New Pandemic Influenza Plan. *Journal of International & Global Studie*s 4(2): 20-36.
杉山弘（一九八八）「覚書・文明開化期の疫病と民衆意識　明治一〇年代のコレラ祭とコレラ騒動」『町田市立自由民権資料館紀要』第二号、一九－五〇頁
立川昭二（一九七一）『病気の社会史　文明に探る病因』NHKブックス
高口康太（二〇二〇）「新型肺炎で顕在化した“ピーキー”な中国」『中央公論』四月号、六六－七三頁
Vance, M. A.（2011）Disease mongering and the fear of pandemic influenza. *International Journal of Health Services* 41:95-115
Volz, E. et al.（2020）Report 5: Phylogenic analysis of SARS-CoV-2.（https://www.imperial.ac.uk/mrc-global-infectious-disease-analysis/covid-19/

薬を売るために病気はつくられる』ヴィレッジブックス（原著二〇〇五）
Moss, A. R.（1988）AIDS Without End. *New York Review of Books*（August 18, 1988）
永島剛、市川智生、飯島渉編（二〇一七）『衛生と近代　ペスト流行にみる東アジアの統治・医療・社会』法政大学出版局
リチャード・E・ニュースタット、ハーヴェイ・V・ファインバーグ、西村秀一訳（二〇〇九）『1976 起きなかった大流行　豚インフルエンザ事件と政策決断』時事通信出版局（原著一九八三）
NHK 報道局「カルロ・ウルバニ」取材班（二〇〇四）『世界を救った医師 SARS と闘い死んだカルロ・ウルバニの 27 日』NHK 出版
岡本勝（二〇一六）『アメリカにおけるタバコ戦争の軌跡　文化と健康をめぐる論争』ミネルヴァ書房
タルコット・パーソンズ、佐藤勉訳（一九七四）『現代社会学大系第 14 巻　社会体系論』青木書店（原著一九五一）
Peiris, J. S. M.（2003）Coronavirus as a possible cause of severe acute respiratory syndrome. *Lancet* 361: 1319–1325.
ジャック・ペパン、山本太郎訳（二〇一三）『エイズの起源』みすず書房（原著二〇一一）
リチャード・プレストン、高見浩訳（二〇一四）『ホット・ゾーン』飛鳥新社（原著一九九四）
Qui, J.（2020）How China's 'Bat Woman' hunted down viruses from SARS to the new coronavirus. Scientific American 27th April, 2020.（https://www.scientificamerican.com/article/how-chinas-bat-woman-hunted-down-viruses-from-sars-to-the-new-coronavirus1/）
ポール・ラビノウ、渡辺政隆訳（一九九八）『PCR の誕生　バイオテクノロジーのエスノグラフィー』みすず書房（原著一九九六）
Ranger, T.（1989）The Influenza Pandemic in Southern Rhodesia: A Crisis of Comprehension", in Arnold, D.（ed.）（1989）*Imperial Medicine and Indigenous Societies*. Manchester University Press.
Rogasky, R.（2004）*Hygienic Modernity: Meaning of Health and Disease in*

監視される時代からひとびとが進んで監視する時代へ』青土社（原著二〇一八）
Lu, R.（2020）Genomic characterisation and epidemiology of 2019 novel coronavirus: implications for virus origins and receptor binding. *Lancet* 395: 565–574.
Markel, H. et al.（2007）Nonpharmaceutical interventions implemented by US cities during 1918-1919 influenza pandemic. *The Journal of the American Medical Association* 298: 644-654.
Mason, K. A.（2016）*Infectious Change: Reinventing Chinese Public Health After an Epidemic*. Stanford University Press.
McKay, R. A.（2017）*Patient Zero and the Making of the AIDS Epidemic*. The University of Chicago Press.
ウィリアム・H・マクニール、佐々木昭夫訳（一九八五）『疫病と世界史』新潮社（原著一九七六年）
マクヴェティ、A、K、山内和也訳（二〇二〇）『牛疫　兵器化され、根絶されたウイルス』みすず書房（原著二〇一八）
美馬達哉（二〇〇三）「アウトブレイクの社会的効用」『現代思想』三一巻九号、青土社、七九－九三頁
美馬達哉（二〇〇六）「セリーヌの熱帯医学、あるいは還流する近代」『地域研究』七巻二号、九九－一二〇頁
美馬達哉（二〇〇七）『〈病〉のスペクタクル　生権力の政治学』人文書院
美馬達哉（二〇一二）『リスク化される身体　現代医学と統治のテクノロジー』青土社
美馬達哉（二〇一三）「感染症と出入国管理」、吉原和男編『人の移動事典　日本からアジアへ・アジアから日本へ』丸善出版、一二〇－一二一頁
美馬達哉（二〇一五）『生を治める術としての近代医療』現代書館
美馬達哉（二〇一八）「リスクの名の下に」、科学技術社会論学会編、科学技術社会論研究　第一五号「科学技術社会論の批判的展望」、玉川大学出版部、六六－七七頁
見市雅俊（一九九四）『コレラの世界史』晶文社
モイニハン、R、カッセルズ、A、古川奈々子訳（二〇〇六）『怖くて飲めない

ジョン・ホランド「RNA ウイルスにおける、複製のエラー、「準種」集団と、進化速度の異常な速さ」、スティーヴン・モース編、佐藤雅彦訳（一九九九）『突発出現ウイルス』海鳴社（原著一九九三）、二九五－三二五頁
Honigsbaum, M.（2019）*The Pandemic Century: One Hundred Years of Panic, Hysteria, and Hubris.* W.W. Norton & Company
堀井光俊（二〇一二）『マスクと日本人』秀明出版会
Huang, C.（2020）Clinical features of patients infected with 2019 novel coronavirus in Wuhan, China. *Lancet* 395: 497–506
ヤーシャン・ホアンら（二〇二〇）「東アジア諸国はなぜ、新型コロナの拡大を抑制できるのか 「デジタル・コンタクト・トレーシング」をめぐるジレンマ、Harvard Business Review （二〇二〇年四月二八日）（https://www.dhbr.net/articles/-/6694）
飯島渉（二〇〇〇）『ペストと近代中国　衛生の「制度化」と社会変容』研文出版
飯島渉（二〇〇九）『感染症の中国史　公衆衛生と東アジア』中公新書
スティーブン・ジョンソン、矢野真千子訳（二〇一七）『感染地図　歴史を変えた未知の病原体』河出文庫（原著二〇〇六）
金森修（二〇〇六）『病魔という悪の物語　チフスのメアリー』ちくまプリマー新書
川上武（一九八二）『現代日本病人史　病人処遇の変遷』勁草書房
川喜多愛郎（一九七七）『近代医学の史的基盤　上・下』岩波書店
フレデリック・ケック、小林徹訳（二〇一七）『流感世界　パンデミックは神話か』水声社
木村盛世（二〇〇九）『厚労省と新型インフルエンザ』講談社現代新書
King, N. B.（2002）Security, Disease, Commerce: Ideologies of Postcolonial global Health. *Social Studies of Science* 32: 763-789.
アラン・M・クラウト、中島健訳（一九九七）『沈黙の旅人たち』青土社（原著一九九四）
Leavitt, W J（1996）*Typhoid Mary: Captive to the Public Health.* Beacon Press
デイヴィッド・ライアン、田畑暁生訳（二〇一九）『監視文化の誕生　社会に

demand (https://www.imperial.ac.uk/mrc-global-infectious-disease-analysis/news--wuhan-coronavirus/) 16th March 2020.

Flaxman, S. et al. (2020) Report 13: Estimating the number of infections and the impact of non-pharmaceutical interventions on COVID-19 in 11 European countries. (https://www.imperial.ac.uk/mrc-global-infectious-disease-analysis/covid-19/report-13-europe-npi-impact/) 30th Mar. 2020.

ミシェル・フーコー、神谷美恵子訳（一九六九）『臨床医学の誕生』みすず書房（原著一九六三）

ミシェル・フーコー、田村俶訳（一九七五）『狂気の歴史』新潮社（原著一九六一）

ミシェル・フーコー、田村俶訳（一九七七）『監獄の誕生』新潮社（原著一九七五）

ミシェル・フーコー、渡辺守章訳（一九八六）『性の歴史１　知への意志』新潮社（原著一九七六）

ミシェル・フーコー、石田英敬、小野正嗣訳（二〇〇七）『ミシェル・フーコー講義集成６　社会は防衛しなければならない』筑摩書房

Green, A. (2020) Orbituary: Li Wenliang. *Lancet* 395 (10225): 682.

ローリー・ギャレット、山内一也監訳（二〇〇三）『崩壊の予兆　迫り来る大規模感染の恐怖　上・下』河出書房新社

Godlee, F. (2010) Conflicts of interest and pandemic flu. *British Medical Journal* 340 :c2947

カール・タロウ・グリーンフェルド、山田耕介訳（二〇〇七）『史上最悪のウイルス　そいつは中国奥地から世界に広がる　上・下』文藝春秋社（原著二〇〇六）

Guan, Y and Chen, H. (2005) Resistance to anti-influenza agents. *Lancet* 366: 1139-1140.

Hachett, R. J. et al (2007) Public health interventions and epidemic intensity during the 1918 influenza pandemic. *Proceedings of the National Academy of Sciences* 104: 7582-7587.

速水融（二〇〇六）『日本を襲ったスペイン・インフルエンザ　人類とウイルスの第一次世界戦争』藤原書店

the 2019 novel coronavirus indicating person-to-person transmission: a study of a family cluster. *Lancet* 395: 514–523.

Cohen, D. and Carter, P. (2010) WHO and the pandemic flu "conspiracies" *British Medical Journal* 340 :c2912

Crawford, R. (1977) You are dangerous to your health: the ideology and politics of victim blaming. International Journal of Health Services. 7(4): 663-80

マイケル・クライトン、浅倉久志訳（一九七六）『アンドロメダ病原体』ハヤカワ文庫（原著一九六九）

Crosby, A. W. (2003) *The Columbian Exchange: Biological and Cultural Consequences of 1492.* Praeger Publishers (originally published in 1973)

アルフレッド・W・クロスビー、西村秀一訳（二〇〇四）『史上最悪のインフルエンザ　忘れられたパンデミック』みすず書房（原著一九八九）

アルフレッド・W・クロスビー、佐々木昭夫（二〇一七）『ヨーロッパの帝国主義　生態学的視点から歴史を見る』ちくま学芸文庫（原著二〇一五）

Cui, J. (2019) Origin and evolution of pathogenic coronaviruses. *Nature Reviews Microbiology* 17: 118-192.

メアリ・ダグラス、塚本利明訳（二〇〇九）『汚穢と禁忌』ちくま学芸文庫（原著二〇〇二）

ピート・デイヴィス、高橋健次訳（二〇〇七）『四千万人を殺した戦慄のインフルエンザの正体を追う』文春文庫（原書二〇〇〇）

ジャレド・ダイアモンド、倉骨彰訳（二〇一二）『銃・病原菌・鉄　一万三〇〇〇年にわたる人類史の謎　上・下』草思社文庫（原著一九九七）

ジャン・ドリュモー、永見文雄・西澤文昭訳（一九九七）『恐怖心の歴史』新評論（原著一九七八）

ルネ・デュボス、田多井吉之介訳（一九七七）『健康という幻想　医学の生物学的変化』紀伊國屋書店（原著一九五九）

デイヴ・エガーズ、吉田恭子訳（二〇一七）『ザ・サークル　上・下』ハヤカワ文庫（原著二〇一三）

Ferguson N. M. et al. (2020) Report 9: Impact of non-pharmaceutical interventions (NPIs) to reduce COVID-19 mortality and healthcare

参考文献

Abraham, Thomas（2004）*Twenty-First Century Plague: The Story of SARS.* The Johns Hopkins University Press.

アイ・フェン（二〇二〇）「武漢・中国人女性医師の手記」文藝春秋五月号、一八二－九四頁

Ainslie, K. E. C. et al.（2020）Report 11: Evidence of initial success for China exiting COVID-19 social distancing policy after achieving containment（https://www.imperial.ac.uk/mrc-global-infectious-disease-analysis/news--wuhan-coronavirus/）24th March 2020.

Altman, L. K.（1993）Alexander Langmuir Dies at 83; Helped Start U.S. Disease Centers. *The New York Times*（Nov. 24）

デイヴィッド・アーノルド、飯島昇蔵、川島耕司訳（一九九九）『環境と人間の歴史　自然、文化、ヨーロッパの世界的拡張』藤原書店（原著一九九六）

Auerbach, D. M. et al.（1984）Cluster of cases of the acquired immune deficiency syndrome. Patients linked by sexual contact. *The American Journal of Medicine*, No. 76, 487–492.

サミュエル・バトラ、山本政喜訳（一九三五）『エレホン』岩波文庫（原著一八七二）

ヴァルター・ベンヤミン、野村修訳（一九九四）「歴史の概念について」『ボードレール他五編』岩波書店（原著一九四〇）

Bright, R. A. et al.（2005）Incidence of adamantane resistance among influenza A（H3N2）viruses isolated worldwide from 1994 to 2005: a cause for concern. *Lancet* 366: 1175–1181.

ノーマン・F・カンター、久保儀明、楢崎靖人訳（二〇〇二）『黒死病』青土社（原著二〇〇一）

Chan, J. F-W. et al.（2020）A familial cluster of pneumonia associated with

ヤ　行

薬剤耐性　10,11
野味　32-34

ラ　行

らい予防法　178
リスク　12,22,26,31,41,44,45,71,72,76,103,108,111-113,117,123,136,137,149,185,198,209,210,212,215-219
リスクの医学　123,124,126
例外状態　171
レムデシビル　70
濾過性病原体　82,83
ロックダウン　137,138,193,237

ワ　行

ワクチン　7,12,19,40,54,74,76,77,85,102,135,148,149,151,181,194,212-215,217,226,231,232,234,238

生物医学　7,9,12,14,21,23,40,42,44,45,69,78-80,83,89,96,97,100,105,113,116,122,123,173,174,177,178,183,185,203,219
接触感染　9,117,120,137,143,149,233
接触者追跡　49,102-109,124-126,128,137,194,195
ゾンビ　224,236-239

タ　行

第二波　18,47,145,151,219,239
ダイヤモンドプリンセス号　46,50
チフス　17,91,92,172
チフスのメアリー　91
超過死亡率（累積超過死亡率含む）　140,141,145
帝国主義の文化　191
電子顕微鏡　80-83,85,88
天然痘　17,19,46,89,183,217
東亜病夫　190,191
鳥インフルエンザ（高病原性鳥インフルエンザ含む）　19,31,46,76,77,213,231

ナ　行

『28 週後…』（映画）　237,239
『28 日後…』（映画）　237,241
ニパウイルス　233
熱帯的他者性　185
熱帯病　185,191,192,200
濃厚接触（者）　46,49,107,108,144,149,159,177

ハ　行

バイオパイラシー　77,213,214
ハクビシン　20,31-35
パノプティコン（一望監視装置）　165,166,167,169,171,174,184,195,197,200,
パラダイム　14
ハワイ黒死病事件　181,188
ハンセン病　177-179,183
パンデミック　7,9-11,15,21,25,29,41,53-55,72-75,77,78,108,134,136,140,147-149,151,152,154-156,158,159,164,168,172,175,180,186,188,192,203,208-212,214,216,217,219,229-231,233,234,240,242,244,249
非常事態　54,109,155-158,166,167,174,192,194,196,208
非製薬的介入（ＮＰＩ）　135-139,146-154,158,193
飛沫感染　9,117,120,143,149
ファビピラビル　70,71
封閉式管理　48,49
封じ込め　39,40,91,109,133,134,149,150,151,205,209,211
武漢　25,28-30,35-39,42,43,45,49,50,53,64,75,107,133,135,156,247
不顕性感染　89-92,106,239
プライバシー権　106,137,154,194,195,199,218
『ブラインドネ』（映画）　240,241,242
ペイシャント・ゼロ（ゼロ号患者）　127-129
ペスト　17,46,157,164,165-167,171,174,179,182,183,188,189,192,200
『ホット・ゾーン』（映画）　227

マ　行

マスク　44,102,116,136,137,158,181,206,207,217,230,236
マラリア　73,125
ミアスマ　8-10,12,13,173
無症候性感染　89
モニタリング監視　196-200

緊急事態宣言　112,114,155
クラスター　26,50,95,100,102,103,105,108-114,122,123,126,128
グローバリゼーション　20,33
クロロキン　73
結核　7,19,46,
検疫　43-46,48,49,54,91,102,105,108,114,133,135,137,138,144,154,163,165,167,168,170,171,175,177,178,181,182,185,187-198,192,194,195,204,205,209,210,214,215,218
抗原検査法　86,88,89
公衆衛生　26,31,39-41,49,52,92,100,102,104,106,108,110,123-126,128,133,135,138-146,148,152,155,169-176,183,187,197,204,208,209
抗体価測定　85,86,88,90
コウモリ　20,30-33,35,42,60,70,75,233
国際的に懸念される公衆衛生上の緊急事態（ＰＨＥＩＣ）　40,41,47,51,204
コレラ　7,9,46,172-176,180,186,188,192,200,214
コレラ一揆　175,176,178,180
コロナウイルス　7,11,15,18,20-22,25,26,30-32,34,35,42,43,45,46,59-61,64,65,67-72,74-75,77-80,82,84,91,108,113,129,146,147,150,153,157,194,215-217
コロナウィルス・キャピタリズム　22
コロンブス的交換　17,18
コンスティテューション　9-11,14,21,173,203,219
コンタギオ　8,9,12
『コンティジョン』（映画）　232,235

サ　行

『ザ・クレイジーズ』（映画）　236
『ザ・サークル』（映画）　198
再生産率　152,153
産褥熱　12,13,16
三密　8,9,109,110,114,115,217
疾患喧伝　213
社会距離（ソーシャルディスタンシング）　9,22,90,102,108,136-139,141,147,149-152,156-159,193-195
社会統制　97
社会防衛　92,104,114,123,138,169-171,175,178,206,214,217
集団免疫　147,148,150,151
植民地　20,66,67,156,157,181,184,185,187,188,191,209,210
処女地病　16,18,19,184
『白の闇』（小説）　240,242
新型インフルエンザ　19,22,31,41,46,66,73,76,104,134,203-216,229
新型コロナウイルス感染症専門家会議　50,52
新型肺炎　7,26-30,34,39,43,61,67,79
新興感染症　31
新興感染症中心の世界観　209,213
人種主義（レイシズム）　53,138,156,182-185,187,188,190-192,200,210
ズーノーシス（人獣共通感染症）　18,31,32,70,76,77,164
スーパースプレッダー　114,115,118,122,123
スーパースプレッディング　115,120,122
スペイン・インフルエンザ　47,51,139,140,142,144,146,156,180,181,203
世界保健機構（ＷＨＯ）　25,26,39-41,43,47,51-53,59,66,67,77,104,105,107,115-117,134,203,204,208-214,229-232
生活習慣病　15,123-125
生政治（バイオポリティクス）　25,44,70,80,153-156,159,163,169-171,173,174,176,178-180,184,185,187,188,191,192,196,199,200,208,210

事 項 索 引

アルファベット
ＣＤＣ（疾病予防管理センター） 39,64,123,126,128,133,134,136,209,214,215,227,228,232,235
ＨＩＶ 20,21,69,70,101,126-128
ＭＥＲＳ（中東呼吸器症候群） 32,35,42,46,75,108
ＰＣＲ検査 60,79,80,87-90,206
R0 148-150
ＲＮＡ 68-71,74,78,87,
ＳＡＲＳ 15,20-22,27,28,30,32-35,38,39,42,43,46,51,59,65,66,72-75,91,108,113-118,120-123,133,134,208-210,217
SARS-CoV-2 30,32,35,43,59,60,63-65,68,74,181
ＳＮＳ 197,199,235

ア 行
アウトブレイク（感染爆発） 15,22,26,31,32,34,37-39,46,47,50,51,53,75,86,108,109,114-117,123,133,134,147,151,152,154,155,210,216
『アウトブレイク』（映画） 225-227
アクター 69,70
新しい生活様式 194
アフターコロナ 15,18,109,164,194,215,218,240,244
『アンドロメダ…』（映画） 224
逸脱 95-98,111
医療社会学 22,96,97,99
医療崩壊 12,37,116,146,155,157
院内感染 14-16,21,37,38,78,116,118,122,230,231
インフルエンザ（新型—も参照） 17,19,47,51,69,72-74,76,77,86,105,140-143,146,181,203-206,208,209,211-214,217
インフルエンザ情報共有の国際推進機構（ＧＩＳＡＩＤ） 76,214
エアロゾル感染 9
エイズ 20,23,46,69,101,125,126-129
衛生的近代性 187,189
エボラ出血熱 214,215,226-228
エンベロープ 68,69,78,79

カ 行
外国人恐怖 53,138,205
開発原病 186,233
隔離 43,47,54,79,90-92,102,108,113,114,116,117,133,135,137,138,144,147,149,150,154,157,163,165,167,168,170,171,175-178,181,182,185,187,188,192-195,197,204,205,209,210,214,215
感染経路不明 49,52,106
感染源 44,91,95,99,100,102,104,105,106,109,114,115,123,127,128,156,170
感染症の物語 29,55,92,104,117,118,127-129,139
感染症法 45,46
『感染列島』（映画） 229,230
犠牲者非難 98-101,104,106,109,115,122,123,128
休校 51,108,144,145,193,194,206
恐怖の政治学 114,129,155,156
規律訓練 166,167,169,171,174,192

バトラー、サミュエル　95
速水融　47
パルトロウ、グウィネス　232
ハンセン、アルマウェル　177
ヒポクラテス　10
フーコー、ミシェル　10,11,14,22,109,154,164-166,168-170,174,191-193
フラカストロ、ジロラモ　8
プレストン、リチャード　227
フレスナディージョ、ファン・カルロス　237
ブレヒト、ベルトルト　219
フロッシュ、パウル　81,82
ペイリス、マリク　65,66
ペーターゼン、ウォルフガング　225
ペパン、ジャック　127
ベンタム、ジェレミ　165,166,172
ベンヤミン、ウォルター　156
ボイル、ダニー　237
ホフマン、ダスティン　227

マ　行

マーケル、ハワード　142,144,145
マーシャル、バリー　232
マクナマラ、N・C　186
マクニール、ウィリアム・H　19
マッケイ、リチャード・A　125,128
マリス、キャリー　87
マロン、メアリー（「チフスのメアリー」）91,92
マン、ジョナサン　101
ミード、ウォルター・ラッセル　190
メイソン、キャサリン・A　133,208,214
メイレレス、フェルナンド　240
メルケル、アンゲラ　139
モス、アンドリュー・R　128

ラ　行

ライアン、デイヴィッド　198
ラトゥール、ブルーノ　69
ラングミュア、アレキサンダー　125
リー、ブルース　190
李文亮（リー・ウェンリアン）　27-30
李克強　38
ルスカ、エルンスト　80
ルッソ、レネ　227
レフラー、フリードリヒ　81,82
レンジャー、テレンス　180
ロウ、ジュード　235
ロガスキー、ルース　187,188
ロメロ、ジョージ・A　236

ワ　行

ワイズ、ロバート　224

人名索引

ア 行
アーノルド、デイヴィッド　185
艾芬（アイ・フェン）　30
安倍晋三　51
伊勢谷友介　240
ウェイ、ロー　190
ウルバニ、カルロ　116,117,121
押谷仁　117

カ 行
木村盛世　205
木村佳乃　238
キャプテン・クック　183
ギャレット、ローリー　33,134
キング、ニコラス・B　209
管軼（グァン・イ）　65,66
クライトン、マイケル　224
クロスビー、アルフレッド・W　17,47,143-145
クロフォード、ロバート　98
ケック、フレデリック　66
コッホ、ロベルト　7,81-83,173
コロンブス　17,18

サ 行
サイード、エドワード　191
サラマーゴ、ジョゼ　240
石正麗（シー・ジェンリー）　42,43
ジェンナー、エドワード　19
シデナム、トマス　10
習近平　38,52,53
ジョンソン、スティーブン　173
ジョンソン、ボリス　147
シルツ、ランディ　127
スタンリー、ウェンデル　81
瀬々敬久　229
ゼンメルヴァイス、イグナーツ　12-14,16

タ 行
ダイヤモンド、ジャレド　16,17
ダグラス、メアリ　112
ダロウ、ウィリアム　126
檀れい　230
チャドウィック、エドウィン　173
チャン、マーガレット　210
鍾南山（チョン・ナンシャン）　38,39,65,66,118
妻夫木聡　230
デイモン、マット　232
デュガ、ガエタン　127-129
デュボス、ルネ　12
鄧小平　39
トランプ、ドナルド　42,47,54
ドリュモー、ジャン　179

ナ 行
ナイチンゲール、フロレンス　9

ハ 行
パーソンズ、タルコット　96
パストゥール、ルイ　7
ハチェット、リチャード・J　141,144,145

著者略歴
美馬達哉（みま　たつや）
1966年大阪生まれ。京都大学大学院医学研究科博士課程修了。医学博士。現在、立命館大学大学院先端総合学術研究科教授。専門は医療社会学、脳科学。著書に『〈病〉のスペクタクル　生権力の政治学』（人文書院）、『脳のエシックス　脳神経倫理学入門』（人文書院）、『リスク化される身体　現代医学と統治のテクノロジー』（青土社）、『生を治める術としての近代医療　フーコー『監獄の誕生』を読み直す』（現代書館）など。

感染症社会
——アフターコロナの生政治

二〇二〇年七月一日　初版第一刷印刷
二〇二〇年七月一〇日　初版第一刷発行

著　者　美馬達哉
発行者　渡辺博史
発行所　人文書院
〒六一二-八四四七
京都市伏見区竹田西内畑町九
電話〇七五・六〇三・一三四四
振替〇一〇〇〇-八-一一〇三

装　幀　村上真里奈
印刷所　モリモト印刷株式会社

落丁・乱丁本は小社送料負担にてお取り替えいたします

ISBN978-4-409-04113-0 C1010

美馬達哉著

〈病〉のスペクタクル　生権力の政治学

二四〇〇円

世界を妖怪が徘徊している、〈病〉という妖怪が…。気鋭によるバイオポリティクスの清新な分析。

美馬達哉著

脳のエシックス　脳神経倫理学入門

二六〇〇円

脳と医療科学技術をめぐる倫理のあり方とは何か。多様なトピックから脳神経倫理学（ニューロエシックス）の輪郭を描き出す。